억제대 비사용 케어

취약한 노인을 위한 개별화된 접근

RESTRAINT-FREE CARE

Individualized Approaches for Frail Elders

Restraint-Free Care, Individualized Approaches for Frail Elders
by Neville E. Strumpf, Joanne Patterson Robinson, Joan Stockman Wagner, Lois K. Evans

Original Edition ISBN: 9780826112156

Translated by Jungdam Media Publishing Co., as part of Hakjisa Publisher, Inc. Printed in Korea.

이 책은 2013년도 교육부 한국연구재단 일반연구자지원사업(기본연구 NRF-2013R1A1A2061032)의 연구비 지원을 받았음.

억제대 비사용 케어 취약한 노인을 위한 개별화된 접근

RESTRAINT-FREE CARE, Individualized Approaches for Frail Elders

2014년 10월 25일 1판 1쇄 인쇄
2014년 11월 1일 1판 1쇄 발행

지은이 | Neville E. Strumpf · Joanne Patterson Robinson
Joan Stockman Wagner · Lois K. Evans
옮긴이 | 공은희 · 조은희 · 송은진 · 김향
펴낸이 | 김진환
펴낸곳 | 정담미디어 · (주) 학지사
121-838 서울시 마포구 양화로 15길 20 마인드월드빌딩
대표전화_ 02-330-5188 팩스_ 02-326-0338
등 록 | 2010년 2월 8일 제313-2010-36호
메 일 | jdmpub@jdmpub.com
홈페이지 | http://www.jdmpub.com

ISBN 978-89-6069-419-4 93510

가 격 | 15,000원

억제대 비사용 케어

취약한 노인을 위한 개별화된 접근

RESTRAINT-FREE CARE
Individualized Approaches for Frail Elders

Neville E. Strumpf
Joanne Patterson Robinson
Joan Stockman Wagner
Lois K. Evans

공은희 조은희 송은진 김향 공역

정담미디어

저자

Neville E. Strumpf, PhD, RN, C, FAAN, is an Associate Professor in the School of Nursing at the University of Pennsylvania and holds the Doris Schwartz Term Chair in Gerontological Nursing. She is Director of the Center for Gerontologic Nursing Science and of the Gerontological Nurse Practitioner Program. Dr. Strumpf has been widely recognized for work dedicated to restraint-free care in hospitals and nursing homes, including being honored with the prestigious Baxter Foundation Episteme Award in 1995. Dr. Strumpf has served as principal investigator on numerous government and foundation research and program grants, has written many articles and book chapters, and has lectured widely both nationally and internationally on care of older adults. She serves on many boards and advisory panels related to quality care for the aging, has been honored by the American Nurses' Association, New York University, and Sigma Theta Tau.

Joanne Patterson Robinson, PhD, RN, CS, is an Assistant Professor in the College of Nursing at Rutgers, The State University of New Jersey. Dr. Robinson served as a clinical director for the College's Robert Wood Johnson Foundation Teaching Nursing Home Project from 1983 to 1988. During doctoral study at the University of Pennsylvania School of Nursing, Dr. Robinson assisted Drs. Lois Evans and Neville Strumpf as the gerontologic nurse specialist in the NIA-funded clinical trial on restraint reduction in nursing homes. In 1995, she was honored by the Clinical Medicine Section of the Gerontological Society of America for her NINR-funded study of responses of institutionalized older adults to urinary incontinence. Dr. Robinson has authored or co-authored a variety of articles in the areas of restraint reduction, urinary incontinence, nursing practice in nursing homes, and professional nursing issues. She has spoken on gerontological nursing topics at numerous local and national conferences, and serves on two advisory boards for the New Jersey Department of Health and Senior Services.

Joan Stockman Wagner, MSN, CRNP, is a Senior Manager at The Whitman Group, America's SeniorCare Specialist located in Huntingdon Valley, PA. Ms. Wagner is a certified geriatric nurse practitioner with extensive nursing experience caring directly for older adults. She is recognized for her work in educating health professionals about the care of older adults both nationally and internationally. Ms. Wagner has presented educational programs to acute care and hospital-based nursing facility staff, educational institutions, and various gerontology groups and is involved in gerontologic product and resource development. Ms. Wagner has been a contributing author to several publications related to clinical practice issues.

Lois K. Evans, DNSc, RN, FAAN, holds the Viola Maclnnes/Independence Chair in Nursing at the University of Pennsylvania School of Nursing where she is a professor and directs the School's Academic Nursing Practices. Dr. Evans directed a Robert Wood Johnson Foundation Teaching Nursing Home project, and has directed graduate programs in gerontologic and geropsychiatric nursing. In 1995, she received the prestigious Baxter Foundation Episteme Award for research on physical restraint in hospitals and nursing homes. Currently, Dr. Evans is providing leadership in the development and implementation of a model of academic nursing practice in a broad range of community-focused services.

공헌자

Roseanne Hanlon Rafter, MSN, RN, CS, CRRN, is a Gerontological Clinical Specialist with 13 years of experience in critical care. She has developed and implemented restraint reduction programs in multiple settings. She received the First Annual Springer award for her work in Restraint Reduction in 1993. Currently, she is a consultant with The Whitman Group, America's SeniorCare Specialist located in Huntingdon Valley, PA.

Pamela M. Zisselmae, MSN, CRNP, is a geriatric nurse practitioner in the Department of Family Medicine, Thomas Jefferson University Hospital in Philadelphia. She is also a consultant on a geriatric psychiatry unit at the Wills Eye Hospital in Philadelphia and with the Gerontologic Nursing Consultation Service at the School of Nursing, University of Pennsylvania.

역자 소개

공은희 가천대학교

조은희 연세대학교

송은진 가천대학교

김 향 서울대학교

이 책을 위한 현명함, 용기, 영감을 제공해 주신

Doris Schwartz와

Carter Williams를 위해서

저자 서문

'억제대 비사용 케어' 한국판 번역본에 대한 서문: 지난 15년간의 회고

'억제대 비사용 케어: 취약한 노인을 위한 개별화된 접근'이 출판된 후 15년이 되었다. 그 당시와 비교해서 많은 것이 변했으나 아직 변하지 않은 것도 많다. 우리는 여기에서 과정의 세 가지 영역과 계속적인 관심의 필요성을 간략하게 언급하려 한다: 사용률, 행동에 대한 이해, 케어를 위한 다학제적이면서 체계적인 접근.

미국 너싱홈의 억제대 사용률은 우리가 처음 연구를 시작했을 때는 25% 이상이었는데, 현재는 국가 평균 1.3%로 감소하였다. 많은 병원의 의료병동은 억제대 사용 없이 취약한 노인을 안전하게 간호하고 있으며, 특히 전문 간호사와 다학제 팀의 리더십하에 이루어지고 있다. 그럼에도 불구하고 억제대 비사용 케어운동이 중환자실에서는 느리게 이루어지고 있는데, 그 이유는 직원들이 억제대 사용 없이 침습적인 생명유지 치료의 위험과 이득을 고려하는 데 어려움이 있기 때문이다. 많은 나라의 연구자들이 억제대 사용률, 억제대 종류, 직원이 억제대를 사용하는 이유들을 조사하고 있을 뿐만 아니라 억제대 비사용 케어로의 실무를 변화시키려는 체계적인 접근도 연구하고 있다. 최근에 수행된 델파이 연구는 나라간 연구결과를 정확하게 비교하기 위해서 신체적 억제대에 대한 국제적인 정의에 대한 합의를 도출했다.

"신체적 억제대는 사람의 몸에 부착되거나 몸 가까이에 설치되어 쉽게 통제나 제거를 할 수 없게 함으로써 자세선택 또는 자신의 몸에 대한 정상적 접근을 위한 자유로운 신체움직임을 방해하는 어떤 행동이나 방법으로 정의된다." [1]

전 세계적으로 대부분의 나라에서 억제대 사용이 지속되고 있다는 사실은 매우 걱정스러운 일이나 억제대 사용을 케어의 표준이 아닌 하나의 문제로 보는 관점이 증가하고 있는 점은 희망적이며, 고무적인 일이다.

우리는 노인을 위한 개별화된 케어에 대한 사고에서 발전하였다. 행동은 한 사람의 건강상태 또는 충족되지 않은 요구에 대한 의사소통의 한 형태라는 생각을 우리는 여전히 강력하게 옹호하고 있으나 행동적 의사소통에 대한 우리의 생각은 더욱 더 확대되었다. 행동은 진행성 치매 또는 인지적 상실을 가진 노인에게는 종종 유일한 표현방법이다. 불행하게도 이러한 행동적 의사소통–도움 없이 침대나 의자로부터 나가려는 시도, 침습적 치료기구를 만지거나 당기는 행동, 다른 사람을 때리거나 소리지르기–은 종종 억제대 적용을 초래한다.

그러한 행동은 실제로는 불편함에 대한 행동표현이며,[2] 따라서 그 사람이 의사소통하려고 시도하는 것이 무엇인지에 대한 비판적인 사고와 그 문제를 해결하기 위한 행동이 요구된다. 행동에 대한 이러한 재해석과 명칭변경은 간호사로 하여금 억제대로 행동을 통제하기보다는 개별적 요구들에 적절하게 반응하게 한다. 연구자들은 노인의 행동적 의사소통을 더 잘 이해하고 반응하는 방법을 밝히고 있으며, 이러한 많은 연구결과들은 중요한 toolkit[3]로 요약되고 있다. 간호인력은 종종 행동사정에 대한 훈련이 부족하다. 따라서 만약 취약한 노인들에 대한 실무를 변화시키길 원한다면 한국의 간호사에게 이러한 지식을 갖추게 하는 노력이 매우 중요하다.

우리는 억제대 사용이 대상자의 불편함에 대한 행동적 표현에 영향을 미치는 복합적인 생리적 · 인지적 · 정신적 · 사회적 · 환경적 요소들에 대한 이해 부족을 반영한다고 지난 30년 이상 동안 확신해 왔다. 억제대 비사용 케어의 달성은 단지 간호사만의 고민이 아니기 때문에 다학제적인 접근이 요구된다. 억제대 사용이 단순하게 간호의 문제로만 간주되는 한 진정한 그리고 지속적인 변화는 일어나지 않을 것이다. 케어문화를 변화시키기 위해서는 다학제 팀과 함께 보건의료환경 및 조직의 리더들이 중요하다. 행정파트의 지지 없이는 간호직원들이 케어에 전인적인 접근을 적용하는 데 있어서 필수적인 일부 위험들을 감수하지 않을 것이다. 노인전문가로부터의 자문, 기구나 물품과 같은 필수적인 자원들은 우울 감소, 자기간호에 대한 더 많은 참여, 손상적 낙상 감소, 실금 · 욕창 및 감염의 감소, 병원 입원의 감소와 단축 등과 같은 더 나은 결과로 이어질 것이다.

우리는 독자들에게 이 책의 원서 초판의 서문도 읽기를 격려한다. 우리가 오래전에 주장했던 점들에 여전히 동의하고 있고, 이러한 점은 독자들에게 이 책의 의도와 구성을 소개할 것이다. 우리는 이제 한국의 간호계가 이 책의 사고에 쉽게 접근하게 됨을 기쁘게 생각하며, 한국의 취약한 노인들에게 억제대 사용 없이 개별간호를 제공하려는 독자들의 여정에 성공을 기원한다!!!

Neville E. Strumpf
Lois K. Evans
Philadelphia, 2014

참고문헌

[1]Bleijlevens, M.H., Wagner, L.M., Capezuti, E., et al. A Delphi consensus study to determine an internationally accepted definition on physical restraints. 2012; 52(s1). 136.

[2]Talerico, K., A., Evans, L.K., & Crandall, L. G. (2013). Behavioral expressions of distress in people living with dementia. In E. A. Capezuti, M.L. Malone, & M.D. Mezey (Eds.). *Encyclopedia of elder care*(3rd Edition). NewYork: Springer Publishing.

[3]See http://www.nursinghometoolkit.com

저자 서문(1998)

'억제대 비사용 케어: 취약한 노인을 위한 개별화된 접근'은 "신체적 억제대의 만연한 문제에 대하여 뭐든 해야 한다"고 말한 Doris Schwarts로부터 영감을 얻어 1986년부터 Lois Evans와 Neville Strumpf가 시작한 연구 프로그램의 정점이다. 1990년대 너싱홈에서 신체적 억제대 사용을 줄이고 없애 나가기 위한 목적을 가진 연구에 대한 Alzheimer's Association과 National Institute on Aging의 연구비 지원으로, 우리는 Joanne Patterson과 Joan Wagner와 협력하여 너싱홈 직원에게 거주자의 행동에 반응할 새로운 방식을 교육하기 위한 매뉴얼을 개발하였다. 그 이후로 매뉴얼은 우리의 사고와 내용 제시에 있어 몇 번의 발전을 거쳤다. 현재 매뉴얼은 1992년 Huntingdon Valley, PA에 있는 The Whitman Group, SeniorCare Specialists in Aging에 의해 출간되어 널리 배포된 '억제대 줄이기: 행동에 대한 개별화된 접근'의 주요한 개정 내용을 담고 있다. 이 새로운 개정판은 입원한 노인과 너싱홈 거주자 모두를 염두에 두고 쓰여졌다.

신체적 억제대 과잉 사용에 관한 논쟁에서, 억제대 사용의 효과성 부재와 노인에 대한 부정적 결과에 근거하여 억제대 사용중단에 대한 지지가 고조되어 왔다. 비록 억제대 비사용 케어로의 전환이 진행중이지만, 억제대 비사용 케어는 병원과 너싱홈에 있는 노인을 위한 표준으로 등장하고 있다. 최근 너싱홈을 위한 OBRA '87 규정에 근거한 FDA의 경고와 가이드라인뿐 아니라 억제대와 격리에 대한 Joint Commission on Accreditation of Healthcare Organization (JCAHO)의 표준으로 이러한 인식이 고조되고 있다. 그럼에도 불구하고, 행동을 신체적 억제대로 통제해야 할 하나의 문제로 보는 관점에서 행동을 건강상태의 변화나 충족되지 않은 욕구에 대한 의사소통으로 바라보는 데 필요한 "패러다임 전환"은 표준과 규정만으로는 초래되지 못한다. 실무에서 행동을 해석하고 행동에 대한 반응을 변화시키는 것은 오직 각각의 조직이나 시설에서 일어나는 것으로, 그 시설에 속한 직원들이 억제대 비사용 케어의 철학을 가지며, 실무에서 그러한 변화를 지지하는 정책과 절차를 실시하고, 간호 제공자 모두에게 개별화된 케어 기술을 교육할 때 가능하다. 이 책은 그러한 과정을 돕고 노인을 위한 연구 기반의 최상의 실무를 알리기 위하도록 구성되었다.

개별화된 케어의 철학

가장 많이 알려진 신체적 억제대의 정의는 자발적인 움직임의 자유나 자신의 몸에 대한 정상적인 접근을 제한하기 위해 사람의 몸에 부착되거나 가까이에 설치한 장치(침대난간 포함)이다. 그러나 우리에게 신체적 억제대(그리고, 향정신성 약물의 부적절한 사용)는 그 이상이다. 억제대는 또한 개인의 실제 요구를 다루는 데 실패하였기 때문에 케어의 낮은 질을 상징한다.

우리의 책은 개별화된 케어 철학에 그 틀을 두고 있으며, 이는 노인을 이해하고 억제대 비사용 케어를 제공할 열쇠가 될 것이라 믿는다. 개별화된 케어의 목적에는 편안함과 안전한 거동의 증진, 기능과 독립성의 최적화, 그리고 가능한 최대의 위엄과 삶의 질 달성이 포함된다. 그러한 케어를 제공하기 위해서는 임상가들이 대상자의 반응을 통제하기보다는 행동을 이해할 필요가 있다.

독자들은 이 책에서 “억제대에 대한 대안”이 논의되지 않은 것을 알 수 있을 것이다. 우리 관점에서 억제대 사용 문제는 대상자에 대한 주의 깊은 사정, “행동에 대한 이해”에 초점 두기, 그리고 특정 요구에 맞춘 개별화된 중재 실행을 통해 해결될 수 있다.

책의 구성

이 책은 개별화된 억제대 비사용 케어에 대한 정보를 찾으려는 이들을 위해 설계되었다. 이 책은 중요한 자료를 강조하고 임상가 또는 부가적으로 교육직원이나 교육 관리자, 이사회, 그리고 소비자를 위한 빠른 참고문헌으로 쉽게 활용될 수 있는 양식으로 구성되었다.

이 책은 7개의 장으로 나누어져 있으며, 각각의 장은 진술된 목적, 상세한 내용 개요, 참고문헌 및 부록을 포함한다. 첫 3개의 장은 억제대 사용에 관한 배경을 제시하고 실무에서 변화를 이끌어 내기 위한 기반을 제공한다.

1장, “억제대 비사용 케어 달성”은 억제대 사용과 관련된 감정, 믿음과 이유, 오해와 사실, 그리고 윤리적 고려에 대한 10년간의 문헌과 연구를 요약한다. 2장에서는 목표집단, 수행해야 할 단계, 너싱홈과 병원에서 임상모형을 포함하여 변화과정을 기술하고 있다. 억제대 비사용 케어에 대한 우리 접근의 초석인 “행동의 이해”를 위한 방법은 3장에서 상세하게 서술된다. 행동의 임상적 평가를 위한 세 부분 전략을 제시한다: 대상자에 대해 알아가기, 행동의 정황이나 상황 분석하기, 행동의 의미를 결정하기.

신체적 억제대는 행동 현상, 낙상, 치료 방해 때문에 가장 많이 사용된다. 4장, 5장, 6장은 이러한 상황들을 사정하고 개별화된 억제대 비사용 케어와 일치하는 해결책에 도달하기 위한 도구들을 제공한다.

마지막 7장 “변화과정 유지하기”에서 우리는 체계적인 개별화된 사정의 중요성을 반복하고, 변화를 유지하기 위한 방법을 서술하며, 억제대 사용 관련 정책과 절차를 바꾸기 위한 제안을 제시한다. 또한 우리는 선택한 중재의 매트릭스인 행동일지를 사용한 몇 가지 사례와 다른 자원들에 대한 목록을 포함하였다.

우리는 모든 케어 현장에서 모든 노인을 위한 억제대 비사용 케어라는 목표에 전적으로 헌신하고 있다. 우리는 분명하게 이러한 목적을 달성하는 방향으로 발전을 목격해 왔지만, 아직까지 억제대 비사용 케어는 현실이 아니다. 이 책을 준비하고, 이 지식을 널리 알리면서 우리는 독자와 우리 자신들이 21세기에는 결코 신체적 억제대를 모르기를 바란다.

Neville E. Strumpf
Lois K. Evans
Philadelphia, 1998

역자 서문

이 책은 미국의 억제대 사용 감소에 지대한 공헌을 한 Strumpf, Robinson, Wagner, Evans가 저술한 "Restraint-Free Care: Individualized Approaches for Frail Elders"를 완역한 번역서이다. 지난 20년 동안 억제대 사용의 해로움에 대한 많은 논문과 보고에도 불구하고 억제대는 전 세계적으로 아직도 많이 사용되고 있다. 우리나라에서도 연구결과 및 실무자들에 의하면 억제대 사용률이 매우 높으며, 억제대 사용으로 인한 부작용들도 심각한 상태이다.

그러나 우리나라의 억제대 사용률을 감소시키기 위해서 실무자들이 참고하고 활용할 자료들은 매우 부족한 실정이다. 이에 역자들은 이 책이 우리나라 억제대 사용감소 및 비사용에 큰 도움이 되기를 기원하면서 번역을 하였다. 이 역서는 최대한 원저 내용을 그대로 번역하였고, 원저자들과 여러 번 만나 자문을 구해서 원저자들의 의도를 그대로 전하려 노력하였으며, 한국의 독자들이 이해하기 쉽도록 정확하면서도 매끄러운 번역을 위해 심혈을 기울였다.

다만 1998년에 출판된 원서의 개정판이 출판되지 않아서 이 책의 내용 중 매우 일부분의 내용(약물사용, 영양)에서 현재의 가이드라인과 맞지 않는 부분들이 있음을 독자들이 고려해서, 이 책의 활용에 있어서 주의를 해주기를 바란다. 그리고 독자들이 원서 저자들의 서문들을 꼭 읽기를 부탁드린다. 마지막으로 본 번역서가 출판될 수 있도록 재정적으로 지원해 준 교육부(한국연구재단-일반연구자지원사업), 많은 노력과 수고를 해준 정담미디어 임직원 여러분, 자문을 해준 박명화 교수께 깊은 감사를 드린다.

2014년 10월
역자 일동

차례

CHAPTER 1
억제대 비사용 케어 달성
Achieving Restraint-Free Care

1 신체적 억제대가 노인과 간호사에게 미치는 영향 _ 2
2 억제대 사용에 대한 오해와 사실 _ 6
3 억제대 사용의 일반적인 이유 _ 13
4 억제대 사용과 관련된 윤리적 고려 _ 15
5 돌봄 제공자의 책임 _ 17
6 요약 _ 18

CHAPTER 2
변화 과정 실행
Implementing a Process of Change

1 변화 과정 _ 30
2 억제대 비사용 케어로의 변화 _ 31
3 임상모델 _ 35
4 요약 _ 40

CHAPTER 3
행동에 대한 이해: 개별화된 간호의 초석
Making Sense of Behavior: Cornerstone of Individualized Care

1 행동의 지각 _ 46
2 행동에 대한 임상 평가: 3가지 부분 전략 _ 49
3 환경 사정 _ 55
4 성과: 개별화된 간호 _ 57
5 요약 _ 58

차례

CHAPTER 4 행동 현상에 대한 반응
Responding to Behavioral Phenomena

1 용어와 기술 _ 70
2 행동 사정 _ 72
3 유발요인, 촉발요인, 기여요인 _ 73
4 행동에 대한 반응 전략 _ 75
5 약물 관리 _ 79
6 요약 _ 82

CHAPTER 5 낙상 위험 사정 및 상해를 입히는 낙상 예방
Assessment of Fall Risk and Prevention of Injurious Falls

1 문제의 개요 _ 86
2 노인에서 낙상 위험요인 _ 88
3 낙상 위험 사정 _ 92
4 내재성 위험요인에 대한 중재 _ 95
5 외재성 요인을 위한 중재 _ 99
6 일반적인 직원중심 중재 _ 100
7 낙상 관련 손상 예방 _ 101
8 침상난간 _ 101
9 요약 _ 103

CHAPTER 6

치료 방해하는 대상자 간호

Caring for the Person Who Interferes with Treatment

1 치료 방해 _ 118

2 침습적 치료를 포함한 다양한 치료를 받고 있는 환자의 개별화된 간호에 대한 일반적 가이드라인 _ 120

3 치료 방해적인 대상자에게 개별화된 간호 제공하기 _ 122

4 실제적이거나 잠재적인 치료 방해를 다룰 때 신체적 억제대가 아닌 다른 중재이용하기 _ 131

5 행동일지를 활용한 사례 연구 _ 138

6 요약 _ 139

CHAPTER 7

변화의 과정 유지

Maintaining a Process of Change

1 개요 _ 160

2 주요 개념 고찰 _ 161

3 여세를 지지하기 _ 164

4 억제대 사용과 관련된 정책과 절차 변경하기 _ 171

CHAPTER 1

억제대 비사용 케어 달성

Achieving Restraint-Free Care

Neville E. Strumpf and Lois K. Evans

제1장의 목적은 다음과 같다.

1. 모든 의료 환경에서 노인을 위한 표준간호로서 억제대 비사용 케어(restraint-free care)를 수립한다.
2. 노인에게 억제대를 사용하는 일반적인 이유들을 알아본다.
3. 신체적 억제대가 노인에게 미치는 부정적 영향을 설명한다.
4. 노인에 대한 억제대 사용의 윤리적, 법적, 제도적 규범에 대한 배경을 제시한다.
5. 노인에게 개별화된 억제대 비사용 케어의 철학과 적용을 요약 소개한다.

1 신체적 억제대가 노인과 간호사에게 미치는 영향

1 신체적 억제대에 대하여 노인이 경험하는 많은 감정과 반응(Strumpf & Evans, 1988)은 다음과 같다.

1. **분노**[anger]: "나는 이런 것[억제대]을 당할 만한 일을 하지 않았어. 당신이 전쟁에서 싸우다가 지금 포로가 되었다고 생각해 봐!"
2. **두려움**[fear]: "화재가 나면 나는 그 화마에 사로잡힐 수 밖에 없겠지. 누군가가 묶여서 불속에서 갇혀 있다면 당신이 어떻게 그 사람을 구할 수 있겠나? 내가 어떻게 빠져나올 수 있겠어?"
3. **저항**[resistance]: "내가 억제대를 처음 인지한 게 깨어났을 때였지. 나는 저항하며 내 손을 풀어내려고 애썼어. 나는 어떤 인간이라도 그럴 거라고 생각해."
4. **모욕**[humiliation]: "내가 원하고 필요한 것을 하기 위해서 꼼짝도 할 수 없었어. 심지어 나는 두 손을 모을 수조차 없었지. 마치 십자가에 못 박힌 것 같았어."
5. **사기 저하**[demoralization]: "나는 한 마리 개처럼 느껴졌고 밤새 울었어. 묶이는 게 나에게 상처가 되었지. 내가 보잘 것 없는 먼지 같은 존재로 느껴졌어. 억제대에 대해서 얘기할 때마다 울컥하게 돼(눈물). 그 병원은 감옥보다도 더 나쁜 곳이야."
6. **불편감**[discomfort]: "내 가슴을 가로질러 매어진 억제대를 느꼈고 통증도 느꼈어. 내가 [직원에게] 억제대를 잘라달라고 부탁했지."
7. **체념**[resignation]: "얼마 후에 난 포기했어, 나는 한 마리 쥐가 되었지."
8. **부정**[denial]: "나는 지금까지 그런 것[억제대]을 당해본 적이 없었어. 그건 미친 사람들에게나 쓰는 거지. 나는 절대 그런 상태가 아니었어. 당신들은 틀림없이 실수한 거야. 아마 간호사들이 나를 다른 사람과 헷갈렸겠지."

9 **동의**agreement: "만약 내가 묶여있지 않았다면 나는 넘어졌을지도 몰라. 여기서는 보호하기 위해서만 이걸 [억제대 사용] 해. 어떤 사람이든지 이걸 반대한다면 그 사람은 거기가 (머리를 가리키며) 부족한 거지. 그저 잊으면 되는 거야. 정신이 온전한 사람이라면 반대하지 않을 걸세."

10 **이견/배신**disagreement/betrayal: "그들은 내가 완벽하게 제정신일 때도 혼돈상태라고 했어. 사람들이 혼돈상태에 있을 때 억제대가 필요하진 않아. 그게 사람들을 미치게 하는 거지."

2 다음의 사례는 병원에 입원해 있는 동안 신체적 억제를 당한 여성노인의 이야기이다. 이 여성노인의 말 속에 많은 감정들이 눈에 띄게 드러나며, 이는 억제대 비사용 케어에 대해 살펴볼 필요가 있음을 분명히 보여주고 있다.

"나는 심계항진으로 앰뷸런스에 의해 병원 응급실로 옮겨졌었지요. 응급실에서 나는 '알레르기'가 있는 리도카인(lidocaine) 주사를 맞았어요. 결과적으로 이 약이 내가 잘못된 행동을 하도록 만들었고, 나는 침대 밖으로 빠져나오려고 애를 썼어요. 내 잘못된 행동을 기억하진 못하지만, 그들이 내게 준 모든 약 때문에 아마 내가 미쳐버렸겠죠. 보통 때 나는 활달하지만 참하고 얌전한 편이에요. 그런데도 간호사는 예수가 십자가에 못 박힌 것처럼 내 양 손목과 발목을 붕대로 감아 묶었죠. 나는 거기에 누워 예수의 팔과 다리도 내 팔, 다리처럼 아팠을지 궁금했어요. 나는 '내 팔과 발목이 부어오를 거예요'라고 말했죠. 그것은 최악으로 느껴졌고 나는 상처받았고 걱정되었지요. '다리에 쥐가 나면 어떡하나? 내가 움직일 수 없을 때는 어떻게 해야 하지?' 움직일 수 없다는 것은 끔찍했고 지독한 충격이었어요. 병원에서 나를 묶는 것은 부당한 일이에요. 나는 끔찍하게 느껴지고 쑤신 통증과 저린감을 느꼈어요. 내가 어떻게 먹었는지 궁금해요. 내가 알기로는 어느 누구도 내게 음식을 먹여주지 않았죠. 밤에 잠을 자지 못했어요. 나는 고분고분한 사람인데 너무 원망스러웠죠. 남자친구들을 포함한 방문객들이 나의 이런 모습을 보았고 나는 개인적인 품격을 잃었어요. 잘못을 저질러서 구석에 세워진 아이처럼 창피했죠. 지금까지 중요한 사람으로서 잘 살아온 것에 대해 받은 대가가 침대에 묶이는 것이 되었죠." (Strumpf, Evans, & Schwartz, 1991).

3 간호사와 그 외 직접적인 돌봄제공자들도 다른 사람을 억제하는 것의 영향을 받았고 많은 염려를 나타내고 있다(Strumpf & Evans, 1988). 이들이 느끼는 다양한 감정들은 다음과 같다.

1 불안

2 부적절감

3 절망감이나 무력감

4 좌절감

5 대상자, 다른 직원들 및 환경적 상황에 대한 분노

6 두려움(특히 공격적인 사람으로부터의 개인적 손상)

7 죄책감

8 만족감(예: 문제가 "해결"되었다.)

9 압도되어 당황함

10 혐오감(예: "나는 억제 당하는 것에 질색해.")

4 다음의 진술은 신체적 억제대가 적용된 입원노인을 담당한 간호사의 진술이다. 이 진술들은 "위험으로부터 대상자를 보호"하려고 할 때 직원들이 경험하는 윤리적 갈등을 보여주고 있다.

1 "환자가 낙상하는 것보다는 억제대를 사용하는 것이 더 낫죠."

2 "억제대는 환자의 안전을 위한 것이라고 나 스스로에게 말해요. 나는 억제대 사용에 대하여 환자에게 미안하지 않아요."

3 "때때로 환자가 억제대의 필요성을 이해할 수 없을 때 괴롭습니다. 저도 이게 환자를 위해 좋은 것인지 의문이 들어요."

4 "너무 많은 환자들에게 억제대를 사용하는 것 때문에 괴로워요; 내가 간호사라기보다는 교도관 같이 느껴져요."

5 "환자가 매우 좋은 사람이어서 모두가 그에게 억제대를 쓰기 싫어했어요. 그렇지만 그 환자도 상황을 받아들이는 것 같았고, 결국 억제대에 익숙해지면서, 이런 것이 직원들에게 도움이 되었죠."

2 억제대 사용에 대한 오해myths와 사실facts

널리 인용되는 논문에서, Evans와 Strumpf (1990)는 억제대 사용에 대한 오해와 사실을 알렸다. 그 내용은 다음과 같으며 Appendix A에 요약하였다.

1 오해 I: "노인들은 낙상하기 쉽고 심각하게 다칠 수 있으므로 억제대를 사용해야 한다." 연구에 의하면 사실은 다음과 같다.

1 손상은 억제대를 사용했을 때 일어날 수 있다.

① 대상자가 억제대를 풀거나 제거하려고 시도하면서 수많은 낙상과 손상이 발생하고, 특히 휠체어에서 벗어나려고 할 때 발생한다.

② 대상자의 안전을 강화하려고 설계된 침상난간이 사실은 안전을 약화시킬 수 있다. 노인 대상자는 종종 화장실에 가기 위해 침상난간을 기어오르다가 높은 곳에서 바닥으로 떨어진다.

③ 억제대와 침상난간 사용으로 인해 사망에 이를 수 있다. 최근 몇 년간 조끼 억제대 사용이 수백 명의 사람들에게서 목졸림과 질식을 발생시켰다.

2 미국에서는 노인간호에 있어서, 특히 낙상의 위험이 인지된 경우 안전을 지나치게 강조해 왔다.

① 영국에서는 노인간호 현장에서 낙상의 발생이 더 수용되는 분위기이다.

- 기능적 능력을 증진시키고 유지하는 것이 간호의 핵심이다. 회복에 초점을 둔다.
- 활동 제약은 낙상 위험보다 더 큰 위험을 발생시킨다고 생각된다.
- 성공적인 재활, 독립성과 존엄성 유지를 위해 위험 감수는 필수적으로 고려해야 한다.

- 낙상은 빈번해도 심각한 손상의 비율은 미국의 비율보다 낮거나 비슷한 수준이다.

② 미국에서 지배적인 접근인 "안전 우선"은 노인에게 기동성 상실과 필요 이상의 제한된 삶을 불러올 수 있다.

2 오해 II: "위해로부터 환자를 보호해야 하는 윤리적인 의무 때문에 억제대가 필요하다." 연구에 의하면 사실은 다음과 같다.

1 보호의 수단으로서 신체적 억제대는 그 치료적 효과가 알려져 있지 않고, 어떤 경우 실제로는 위험하기도 하다.

2 노인에게 억제대를 사용했을 때 발생하는 부정적 신체적 영향은 다음과 같다:

① 피부 손상(예: 찢어짐, 베임, 멍)

② 욕창

③ 폐렴과 호흡기 합병증

④ 실금

⑤ 변비

⑥ 전해질, 대사, 혈액량(순환 혈액량의 감소)의 비정상적인 생리적 변화

⑦ 기립성 저혈압

⑧ 하지 부종

⑨ 근육량, 근긴장도, 근력 및 근지구력 감소로 기능적 능력의 상실

⑩ 뼈의 무기질 감소(예: 뼈가 약해지고 골절의 위험성 증가)

⑪ 영양 변화(예: 억제대 적용 시 먹을 수가 없거나 식욕감퇴 유발)

⑫ 병원성 감염(예: 부동으로 인한 폐렴, 요로계 감염)

⑬ 심부담(예: 혈압, 맥박, 운동 내성의 변화)

⑭ 심각한 신체 손상

⑮ 특정 뇌세포의 파괴 가능성

⑯ 사망(목졸림이나 질식으로 인한)

3 노인에게 억제대 적용 시 발생하는 부정적인 심리사회적 영향은 다음과 같다:

① 호전성 혹은 공격성

② 분노

③ 버려짐에 대한 두려움

④ 혼돈 증가

⑤ 사회적 소외

⑥ 의존성

⑦ 퇴행

⑧ 위축

⑨ 자아존중감 상실

3 오해 III: "억제대를 사용하지 않으면 담당자 개인과 시설이 법적 책임을 질 위험이 있다." 사실은 아래와 같다.

1 너싱홈에 대한 미국 연방법(OBRA '87)이나 주 법률은 다음의 경우에만 억제대 사용을 허용한다.

① 대상자 본인이나 다른 노인들의 신체적 안전을 보장하기 위한 경우

② 억제대를 사용할 수 있는 기간과 특정 상황을 명시하는 의사의 서면 지시가 있는 경우(단, 적절한 의사의 지시가 내려지기 이전에 응급 상황일 경우에는 예외)

③ 대상자의 능력을 사정하고 보다 덜 제한적인 접근이나 다른 중재의 사용이 불가능한 경우

④ 억제대를 점차 제거하거나 덜 제약적인 방법을 사용할 수 있도록 재활훈련 일정이나 계획을 세운 후

2 The Joint Commission on Accreditation of Healthcare Organizations (JCAHO)에서 개발한 억제와 격리에 대한 개정된 표준에 따르면 병원과 다른 보건의료조직은 다음과 같은 물리적 · 사회적 · 문화적 환경을 만들어야 한다.

① "억제대 사용과 격리는 임상적으로 적절하고 정당한 상황으로만 제한해야 한다."

② "예방적 혹은 대안적 전략을 이용하여 억제대 사용이나 격리를 줄여야 한다."

3 단지 대상자를 억제하지 않았다고 해서 법적 소송을 당하는 경우는 드물거나 없다. 오히려 억제대 사용과 관련된 소송은 점점 증가하고 있다.

4 다음과 같은 실무표준(Appendix B)에 따라서 제공할 간호를 판단해야 한다.

① 억제대를 사용하지 않는 개별화된 간호 접근을 목표로 대상자의 행동을 사정하고 중재해야 한다.

② 억제대를 사용하게 되는 특수 상황은 간호사, 의사, 그리고 다른 의료팀 구성원 간에 협력적인 의사결정이 있는 경우여야 한다. 이러한 결정은 포괄적인 사정, 사례 검토와 시도한 중재에 대한 충분한 근거를 바탕으로 이루어져야 한다. 또한, 억제대 사용에 대한 결정은 대상자 및 가족들의 자세한 정보이해, 참여 및 동의하에 이루어져야 한다.

③ 관찰을 대체하기 위한 방법으로 억제대를 사용해서는 안 된다.

④ 어떠한 이유로 억제대를 사용해야 한다면 일시적 조치이자 최후의 수단이어야 한다. 억제대 적용은 억제대의 위해 가능성에 대해 잘 알

고 있는 훈련된 직원에 의해서 이루어져야 한다. 일시적인 억제대 사용을 피할 수 없을 때는 대상자의 안위, 안전, 음식, 수분, 배설, 운동 및 사회적 상호작용에 대한 욕구에 관심을 기울여야 한다. 대상자의 부정적인 정서적 결과를 예방하기 위해 억제대 적용 후에 대상자가 경험을 이야기할 수 있도록 한다.

5 실무표준의 핵심은 억제대 비사용 케어이다. 억제대 사용은 조직의 실패와 표준화된 간호에 대한 저항을 반영한다.

① American Geriatrics Society (1995)뿐 아니라 Task Force of Risk-Taking Choice, and Control of the Gerontological Society of America (1994)가 억제대 비사용 케어를 지지하였다.

② 위의 두 단체는 모든 의료환경에서 노인간호의 목표로 억제대 비사용 케어를 지지하였다.

6 성공적인 억제대 비사용 케어의 구성요소는 다음과 같다.

① 행정적 수행

② 개별화된 간호 접근

③ 지속적인 교육과 자문에 대한 접근성

④ 포괄적 간호 계획

⑤ 간호에 대해 의논할 정기적 팀 미팅

⑥ 지식 있는 직원과 가족

⑦ 일관된 간호인력 배정

⑧ 리더들의 직무안정성

⑨ 돌봄제공자와 수혜자 간 관계 및 라포(rapport) 형성

⑩ 집과 같은 환경

7 최선의 법적 보호방법은 최신의 전문적·법률적 기준에 맞는 개별화된 간호제공과 인도적·존중적인 치료를 제공하는 것이다.

4 오해 Ⅳ: "노인은 억제되었다고 해도 그다지 괴롭지 않을 것이다." Strumpf와 Evans 연구에서의 현장기록은 다음과 같이 제안한다.

1 대상자는 일반적으로 억제대에 대하여 부정적인 감정을 가지고 있다.

2 대상자는 억제대 적용에 대해 심각하게 인식하고 있음을 자주 보고한다.

① "간호사가 내게 말한 내용[침대 밖으로 나오지 마세요]을 내가 기억 못할지는 모르나 억제대로 묶여 있었던 것은 확실하게 알고 있었지. 나는 혼란스럽다고 느끼지 않았지만 간호사는 내게 혼란스러운지를 계속 물었고, 내가 늦게 대답할수록 간호사는 내가 더 혼란스럽다고 생각하는 것 같았어."

② "침대에 묶이면 움직이지도 못하고 힘들어, 그건 끔찍해. 무슨 일이 벌어질지 당신은 알 수도 없다구. 당신은 주위를 둘러봐도 당신이 어디에 있는지 알기 어렵지. 그래서 정신이 약간 이상해져."

3 대상자는 억제대 적용의 이유를 이해해 보려고 괴로워한다.

5 오해 Ⅴ: "우리는 직원이 부족하기 때문에 억제대를 사용해야만 한다." 사실은 다음과 같다.

1 많은 병원과 너싱홈에서 직원을 늘리지 않고도 억제대 사용을 감소시키거나 사용하지 않는 것이 가능했다.

2 대상자의 기능상태 호전은 억제대 사용 감소와 비사용의 긍정적 결과이다.

① 기능상태의 호전이란 대상자의 자가 간호능력 향상과 돌봄자의 도움이 덜 필요함을 의미한다.

② 기능상태의 호전은 대상자의 안전한 움직임을 강화시킨다.

3 신체적 억제대 적용 시 아래의 간호항목들이 필요하기 때문에 간호제공 시간이 증가된다(Phillips, Hawes, & Fries, 1993).

① 점검

② 억제대 풀기

③ 운동

④ 변기, 변기겸용의자, 침상용 변기 및 소변기를 사용할 기회 제공

⑤ 모니터링

⑥ 평가

6 오해 VI: "대상자의 요구를 충족시킬만한 중재는 없다." 사실, 연구에 의하면 아래에 제시된 범주들에 포함된 다양한 개별적 중재들이 신체적 억제대 사용을 불필요하게 만들었다고 한다(이러한 중재들은 다음 장에서 좀 더 상세하게 다룰 것이며 그 예는 7장, Appendix A에 요약하였다).

1 생리적 접근

2 심리사회적 접근

3 활동 접근

4 환경개선 접근

3 억제대 사용의 일반적인 이유

신체적 억제대의 해로움을 보고하는 실질적 증거들이 늘어나고 있고, 법률이나 규정으로 억제대 사용을 최소화하거나 금지하고 있지만, 실무에서는 억제대를 계속 사용하고 있다.

1 배경

1 정의: 신체적 억제대는 자발적인 움직임과 자신의 신체에 자유로운 접근을 제한하는 것으로, 신체에 혹은 신체 가까이에 부착하는 장치를 말한다. 억제대의 예는 다음과 같다.

① 침상난간

② 식사용 테이블이 고정된 노인용 의자 또는 등받이 조절 안락의자

③ 조끼 억제대

④ 손목이나 발목 억제대

⑤ 허리벨트 억제대

⑥ 의자벨트

⑦ 벙어리장갑

2 신체적 억제대 적용 빈도는 아래 항목에 따라 다양하다.

① 연령(고령자에게서 더 높음)

② 기능상태(매우 취약한 노인에게서 더 높음)

③ 인지 수준(인지 손상이 심할수록 더 높음)

3 미국에서 OBRA '87 규정이 실행되기 전에는 억제대 사용이 다음과 같이 빈번하였다.

① skilled care facilities에서 40%

② intermediate care facilities에서 31%

③ 재활의료시설에서 노인 중 34%

④ 급성치료 제공 병원에서 노인 중 22%

4 미국에서 OBRA '87 규정이 실시된 후 변화

① 자가 보고에 의하면 미국 너싱홈에 거주하는 대상자의 20% 미만이 억제대를 경험했다(HCFA, 1995).

② 급성치료병원의 비율은 알려져 있지 않으나 1990년 수준과 비슷한 것으로 나타났다.

2 노인에게 억제대 사용의 일반적인 이유

1 자기 손상으로부터 보호(예: 낙상, 안전하지 않은 영역으로의 움직임)

2 타인을 보호(예: 침범, 공격, 폭행)

3 필요한 의료처치 제공(예: 영양제공 튜브, 정맥내 수액라인, 소변 카테터)

4 법적 및 대상자 가족의 압력 인식

3 기타 다른 드문 이유

1 직원 부족

2 행동 "관리"의 효율성

4 빈번하고 일반적인 억제대 사용은 실무에서 하나의 표준이 되어서 억제대 사용 감소 또는 비사용을 더욱 어렵게 만든다.

4 억제대 사용과 관련된 윤리적 고려(Appendix C 참고)

억제대 사용을 논의하던 초기에는 자율성의 제한이나 선행에 대한 의문점과 관련된 문제들을 윤리적으로 강조하였다. 그러나 억제대의 해로운 결과에 대한 실증적 증거가 쌓이고 표준간호가 억제대의 최소 사용이나 억제대의 비사용으로 바뀌면서, 이제는 윤리적 논의에서 적절한 표준 케어의 제공 및 유지를 확인하는 돌봄제공자의 의무를 고려하여야 한다. 억제대 사용의 다양한 측면을 조사할 때, 윤리적 논의들은 계속적으로 그 초점을 아래에 간략하게 요약한 괴로움, 권리, 책임에 두고 있다.

1 억제대 사용이 대상자에게 주는 괴로움은 많으며, 다음과 같다:

1. 신체적 결과
2. 심리사회적 결과
3. 자유, 통제 및 선택의 상실

2 억제대를 사용하는 상황에서 인권보호를 위해서 각 관련자의 권리를 고려해야 한다:

1. 억제대가 적용되는 대상자
2. 시설에 거주하는 다른 대상자
3. 직원
4. 가족

3 자율성, 선행 및 진실성 원칙과 관련된 아래와 같은 대상자의 특정 권리를 반드시 고려해야 한다:

1. 선택, 자기 의사결정, 독립의 자유
2. 해로움으로부터의 자유
3. 위험을 감수할 자유
4. 정보를 제공받을 권리
5. 존중받으며 치료받을 권리
6. 한 개인으로서 치료받을 권리

5 돌봄 제공자의 책임

1 다음의 방법을 통해 간호와 관련된 노인의 요구와 기호에 관심을 기울인다.

1. 일상생활활동에 대한 평상시 일과와 관련된 정보를 얻기 위해 대상자, 가족, 친구 및 간호제공자들과 대화한다.
2. 대상자의 사전의료지향서(advance directives)에 대해 알아보고, 보건의료팀의 모두가 대상자의 소망에 대해 체계적으로 의사소통한다.
3. 간호제공을 위한 적절한 방향을 결정하기 위해 대상자의 사회적 및 가치관적 과거 정보를 얻는다.
4. 개별화된 간호를 제공한다(3장 참고).

2 노인과 그 가족구성원들에게 억제대 사용의 위험과 부담에 대하여 교육한다.

3 간호제공과 관련된 결정은 노인 및 그 가족과 함께 협력적으로 내린다.

4 의사결정 과정을 보건의료기록지에 기록한다.

5 모든 윤리적 간호의 핵심은 인간의 존엄성 유지에 초점을 맞춘 온정적 치료이다.

6 요약

억제대 비사용 케어의 철학은 각각의 대상자를 개별적이고 고유한 한 개인으로 돌보아야 하며, 인간의 권리는 존중되어야 하고, 인간의 존엄성, 자율성, 자아존중감, 그리고 신체적 안녕을 유지하는 방향으로 돌봄을 제공하여야 하며, 모든 사람에게 가능한 한 최상의 삶의 질을 보장하는 것이다. 억제대 사용은 이러한 개별화된 간호라는 철학과 일치하지 않는다. 보건의료조직들이 억제대 비사용 케어로 나아갈 때 기억해야 할 핵심사항들은 아래와 같다:

1 억제대 비사용 케어는 노인 간호의 중요한 실무표준의 핵심으로 대두되고 있다.

2 법률 판례는 실무표준에 근거한 개별화된 간호를 제공하며 인도적이고 존중 및 관계에 기초한 치료를 제공하는 것이 의료과실을 예방하는 핵심임을 보여주고 있다.

3 사람들은 억제대가 효과가 있고, 다른 중재가 가능하지 않다고 믿기 때문에 신체적 억제대를 자주 사용하고 있다.

4 억제대는 낙상과 손상 위험을 없애지 못하며, 사실상 사망을 포함한 손상 및 다른 위험의 심각성을 악화시킬 수 있다.

5 신체적 억제를 당하는 것은 불편하며 노인과 직원에게 심각한 결과를 가져온다.

6 신체적 억제대를 사용하는 것은 개별화된 간호라는 철학에 부합하지 않는다. 억제대 사용은 시설이나 지역사회에서 노인을 간호할 때 수행되어서는 안 된다.

:: Bibliography

American Geriatrics Society. (1995). *American Geriatrics Society (ACS) clinical practice statement: The use of restraints.* New York, NY: Author.

Braun, J. A. (1998). Legal aspects of physical restraint use in nursing homes. *The Health Lawyer, 10*(3), 20, 10–16.

Bryant, H., & Fernald, L. (1997). Nursing knowledge and use of restraint alternatives: Acute and chronic care. *Geriatric Nursing, 18,* 57–60.

Burlington, D. B. (1995). *FDA Safety Alert: Entrapment hazards with hospital bed side rails.* Washington, DC: Food and Drug Administration, Public Health Service, Department of Health & Human Services.

Burton, L. C., German, P. S., Rovner, B, W., & Brant, L. J. (1992). Physical restraint use and cognitive decline among nursing home residents. *Journal of the American Geriatrics Society, 40,* 811–816.

Capezuti, E. (1991). Restraint research. *Oasis, 8*(3), 5.

Capezuti, E., Evans, L. K., Strumpf, N. E., & Maislin, G. (1996). Physical restraint use and falls in nursing home residents. *Journal of the American Geriatrics Society, 44,* 627–633.

Capezuti, E., Strumpf, N. E., Evans, L. K., Orisso, J. A., & Maislin, G. (1998). The relationship between physical restraint removal and falls and injuries among nursing home residents. *Journal of Gerontology: Medical Sciences, 53A,* M47–M52.

Castle, N. G., Fogel, B., & Mor, V. (1997). Risk factors for physical restraint use in nursing homes: Pre– and post–implementation of the Nursing Home Reform Act. *The Gerontologist, 37,* 737–747.

Castle, N. G., & Mor, V. (1998). Physical restraints in nursing homes: A review of the literature since the nursing home reform act of 1987. *Medical Care Research and Review, 55*(2), 139–170.

Conely, L., & Campbell, L. (1991). The use of restraints in caring for the elderly: Realities, consequences, and alternatives. *Nurse Practitioner, 16,* 48–52.

Creditor, M. C. (1993). Hazards of hospitalization of the elderly. *Annals of Internal Medicine, 118,* 219–223.

Difabio, S. (1981). Nurses' reactions to restraining patients. *American Journal of Nursing, 81,* 973–975.

DiMaio, 3. M,, Dana, S. E., & Bux, R. C. (1986). Deaths caused by restraint vests [Letter to the editor]. *The New England Journal of Medicine, 255,* 905.

Dube, A, H., & Mitchell, E. K. (1986). Accidental strangulation from vest restraints. *Journal of the American Medical Association, 256,* 2725–2726.

Dunbar, L (1993, November). *Restraint review.* (Available from Joan Dunbar, The Jewish Home and Hospital for the Aged, 120 West 106th Street, New York, NY 10025).

:: Bibliography

Ejaz, F. K., Jones, J. A., & Rose, M. S. (1994). Falls among nursing home residents: An examination of incident reports before and after restraint reduction programs. *Journal of the American Geriatrics Society, 42,* 960–964.

Evans, L. K. (1996). Knowing the patient: The route to individualized care. *Journal of Gerontological Nursing, 22*(3), 15–19.

Evans, L., & Strumpf, N. (1987). Patterns of restraint: A cross-cultural view. *The Gerontologist, 27,* (Special Issue), 272A–273A.

Evans, L., & Strumpf, N. (1990). Myths about elder restraint. *Image: Journal of Nursing Scholarship, 22,* 124–128.

Evans, L., Strumpf, N., & Williams, C, (1991). Redefining a standard of care for frail older people: Alternatives to routine physical restraint. In P. Katz, R. Kane, & M. Mezey (Eds.), *Advances in long term care,* I. New York: Springer Publishing Co., 81–108.

Evans, L., Strumpf, N., & Williams, C. (1992). Limiting restraints: A prerequisite for independent functioning. In E. Calkins, A. Ford, & P. Katz (Eds.), *Practice of geriatrics,* 2nd ed. Philadelphia: Saunders.

Fletcher, K, (1996). Use of restraints in the elderly. *AACN Clinical Issues, 7,* 611–620,

Frengley, J. D., & Mion, L. C. (1986). Incidence of physical restraints on acute general medical wards. *Journal of the American Geriatrics Society, 34,* 565–568.

Gerontological Society of America. (1994). *Task force on risk-taking, choice and control: The case of physical restraint.* Washington, DC: Author.

Happ, M. B,, Williams, C. C., Strumpf, N. E., & Burger, S. G. (1996). Individualized care for frail elders: Theory and practice. *Journal of Gerontological Nursing, 22*(3), 6–14.

Hardin, S. B., Magee, R., Vinson, M. H., Owen, M., Hyatt, E., & Stratmann, D. (1993). Patient and family perception of restraints. *Journal of Holistic Nursing, 11,* 383–397.

Health Care Financing Administration. (1990, October 1). Survey procedures and interpretive guidelines for skilled and intermediate care facilities (Appendix P). In *State operations manual: Provider certification,* Washington, DC: U.S. Government Printing Office.

Health Care Financing Administration. (1988). *Medicare/Medicaid Nursing Home Information: 1987–1988.* Washington, DC: U.S. Government Printing Office,

Janelli, L. ML, Scherer, Y. K., Kanski, G. W., & Neary, M. A. (1991). What nursing staff members really know about physical restraints. *Rehabilitation Nursing, 76,* 345–348.

Joint Commission on Accreditation of Healthcare Organizations, (1996). Revised standards and scoring guidelines for restraint and seclusion (Appendix D). In *Comprehensive accreditation manual for hospitals.* Oakbrook Terrace, IL: Author.

Kapp, M. B. (1992). Nursing home restraints and legal liability: Merging the standard of care and industry practice. *Journal of Legal Medicine, 13,* 1–32.

Bibliography

Kapp, M. B. (1994). Physical restraints in hospitals: Risk management's reduction role. *Journal of Healthcare Risk Management, 14*, 3–8.

Kapp, M. B. (1996). Physical restraint use in critical care: Legal issues. *AACN Clinical Issues, 7*, 579–584.

Lofgren, R. P., MacPherson, D. S., Granieri, R., Myllenbeck, S., & Sprafka, J. M. (1989). Mechanical restraints on the medical wards: Are protective devices safe? *American Journal of Public Health, 79*, 735–738.

Mahoney, D. F. (1995). Analysis of restraint free nursing homes. *Image: Journal of Nursing Scholarship, 27*, 155–160.

McLardy–Smith, P., Burge, P., & Watson, N. (1986). Ischaemic contracture of the intrinsic muscles of the hands: A hazard of restraint. *Journal of Hand Surgery, ll–B*(l), 65–67.

Miles, S., & Irvine, P. (1992). Deaths caused by physical restraints. *The Gerontologist, 32*, 762–766.

Mion, L., Frengley, J. D., & Adams, M. (1986). Nursing patients 75 years and older. *Nursing Management, 17*(9), 24–28.

Mion, L. C, & Strumpf, N. E. (1994). Use of physical restraints in the hospital setting: Implications for the nurse. *Geriatric Nursing, 15*(3), 127–132.

Mitchell–Pederson, L., Edmund, L., Fingerote, E., & Powell, C. (1985). Let's untie the elderly. *Ontario Association of Homes for the Aged Quarterly, 21*(10), 10–14.

Morse, J. M., & McHutchion, E. (1991). Releasing restraints: Providing safe care for the elderly. *Research in Nursing & Health, 14*, 187–196.

Moss, R. J., & Lapuma, J. (1991). The ethics of mechanical restraints. *Hastings Center Report*, January/February, 22–25.

Ney, A. (1993, April 27). Death in personal care home ruled an accident. *Citizen Voice*, pp. 4, 24.

Omnibus Budget Reconciliation Act [OBRA1 of 1987, P.L. 100–203, Subtitle C, The Nursing Home Reform Act, 42 U.S.C. 1395i–3(a)–(h) (Medicare); 13966v(a)–(h) Medicaid.

Papougenis, D. (1989). What's the law? *Untie the Elderly, 1*(1), 3.

Parker, K., & Miles, S. N. (1997). Deaths caused by bedrails. *Journal of the American Geriatrics Society, 45*, 797–802.

Powell, C., Mitchell–Pederson, L., Fingerote, E., & Edmund, L. (1989). Freedom from restraint: Consequences of reducing physical restraints in the management of the elderly. *Canadian Medical Association Journal, 141*, 561–563.

Phillips, C. D., Hawes, C., & Fries, B. E. (1993). Reducing the use of physical restraints in nursing homes: Will it increase costs? *American Journal of Public Health, 33*, 342–348.

Quinn, C. A. (1993). Nurses' perception about physical restraints. *Western Journal of Nursing Research, 15*, 148–162.

:: Bibliography

Rader, J., Semradek, J., McKenzie, D., & McMahon, M. (1992). Restraint strategies: Reducing restraints in Oregon's long-term care facilities. Journal of Cerontological Nursing, 18(11), 49-56.

Reigle, J. (1996). The ethics of physical restraints in critical care. *AACN Clinical Issues, 7*, 585-591.

Robbins, L., Boyko, E., Lane, J., Cooper, D., & Jahnigen, D. (1987). Binding the elderly: A prospective study of the use of mechanical restraints in an acute care hospital. *Journal of the American Geriatrics Society, 35*, 2909-296.

Robinson, B. E., Sucholeiki, R., & Schocken, D. D. (1993). Sudden death and resisted mechanical restraint: A case report. *Journal of the American Geriatrics Society, 41*, 424-425.

Rowles, G. D., & High, D. M. (1996). Individualizing care: Family roles in nursing home decision-making. *Journal of Gerontological Nursing, 22*(3), 20-25.

Scott, T. F., & Gross, J. A. (1989). Brachial plexus injury due to vest restraints [Letter to the editor]. *New England Journal of Medicine, 320*, 598.

Sexton, T. R., Leiken, A. M., Sleeper, S., & Coburn, A. F. (1989). The impact of prospective reimbursement on nursing home efficiency. *Medical Care, 27*(2), 154-163.

Skeen, M. B., Rozear, M. P., & Morgenlander, J. C. (1992, November 1). Posey palsy [Letter to the editor]. *Annals of Internal Medicine, 117*(9), 795.

Stilwell, E. (1991). Nurses' education related to the use of restraints. *Journal of Gerontological Nursing, 17(2)*, 23-26.

Strumpf, N. E., & Evans, L. K. (1988). Physical restraint of the hospitalized elderly: Perceptions of patients and nurses. *Nursing Research, 37*(3), 132-137,

Strumpf, N. E., & Evans, L. K. (1991). The ethical problems of prolonged physical restraint. *Journal of Gerontological Nursing, 17*(2), 27-30.

Strumpf, N. E., Evans, L. K., & Schwartz, D. (1991). Physical restraint of older people. In C. Chenitz, S. Stone, & S. Salisbury (Eds.), pp. 329-344. *The clinical practice of gerontological nursing.* Philadelphia: Saunders.

Strumpf, N. E., Evans, L. K., & Schwartz, D. (1990). Restraint free care: From dream to reality. *Geriatric Nursing, 11*(3), 122-124.

Strumpf, N. E., & Tomes, N. (1993). Restraining the troublesome patient: A historical perspective on a contemporary debate. *Nursing History Review, 1*, 3-24.

Sullivan-Marx, E. M. (1995). Psychological responses to physical restraint use in older adults. *Journal of Psychosocial Nursing, JJ*(6), 20-25,

Sullivan-Marx, E. M., & Strumpf, N. E. (1996). Restraint free care for acutely ill patients in the hospital. *AACN Clinical Issues, 7*, 572-578.

Sullivan-Marx, E. M., Strumpf, N. E., & Evans, L. K. (in press). Restraint free care of the elderly. In S. Salisbury, J. T. Stone, & J. Wyman (Eds.), *Clinical gerontological nursing: A guide for advanced practice.* Philadelphia: W. B. Saunders.

:: Bibliography

Tinetti, M. E., Liu, W. L., Marottoli, R. A., & Ginter, S. F. (1991). Mechanical restraint use among residents of skilled nursing facilities: Prevalence, patterns, and predictors. *Journal of the American Medical Association, 265*, 468–471.

Tinetti, M. E., Liu, W. L., & Ginter, S. F. (1992). Mechanical restraint use and fall-related injuries among residents of skilled nursing facilities. *Annals of Internal Medicine, 116*, 369–374.

Walshe, A., & Rosen, H, (1919). A study of patient falls from bed. *Journal of Nursing Administration, 9*(5), 31–35.

Weick, M, D. (1992). Physical restraints: An FDA update. *American Journal of Nursing, 92*(11), 74–80.

Yarmesch, M., &. Sheaf or, M, (1984). The decision to restrain. *Geriatric Nursing, 11*, 242–244.

Appendix A 신체적 억제대 사용에 관한 오해와 사실

	오해	사실
1	"노인들은 낙상하기 쉽고 심각하게 다칠 수 있으므로 억제되어야 한다."	• 억제대는 낙상과 심각한 손상의 위험을 없애지 못한다.
2	"위해로부터 환자를 보호해야 하는 윤리적인 의무 때문에 억제대가 필요하다."	• 신체적 억제대가 대상자를 보호한다는 믿음에서 사용하지만 억제대의 치료적 가치가 알려져 있지 않고, 오히려 위험할 수 있다. • 신체적 억제대로 노인을 "보호"하려는 것은 노인들을 수많은 장기·단기적 신체, 심리, 행동 위험에 처하게 한다.
3	"대상자를 억제하지 않으면 담당자와 시설이 법적 책임을 질 위험이 있다."	• 미국 연방과 주 법률은 너싱홈 거주자에 대한 신체적·화학적 억제대 사용을 제한한다. JCAHO 지침은 병원과 다른 보건의료조직에서 억제대와 격리의 사용을 제한한다. • 전문적 책임을 묻기 위해서는 억제대의 최소한 사용이라는 실무표준의 무시 혹은 위반이라는 증거가 요구된다.
4	"노인들은 억제되었다고 해도 그다지 괴롭지 않다."	• 억제대를 적용 당한 노인과의 면담 결과 분노, 두려움, 모욕, 저항, 불편감, 사기 저하, 체념과 부정의 감정들이 나타났다.
5	"우리는 직원이 부족하기 때문에 억제대를 사용해야만 한다."	• 많은 시설들이 인력을 늘리지 않고도 억제대 사용을 없애거나 감소시켰다. • 억제대를 적용하고 있는 대상자는 반드시 점검, 풀어주기, 운동, 변기사용, 모니터링과 평가가 자주 이루어져야 하기 때문에 억제되지 않은 대상자보다 더 많은 간호시간을 필요로 한다.
6	"신체적 억제대 이외에 다른 중재들은 활용 가능하지 않다."	• 대상자의 요구를 충족시킬만한 중재들이 있고, 그 중재들은 신체적 억제대를 제거하는 데 성공적이다. • 개별화된 중재들의 4가지 범주는 다음과 같다. – 생리적 접근 – 심리사회적 접근 – 활동과 운동 프로그램 – 환경 개선

출처: Evans, L., & Strumpf, N. (1990). Myths about elder restraint. Image: *Journal of Nursing Scholarship, 22*, 124–128.

Appendix B 신체적 억제대 사용과 관련된 실무표준

1. 대상자의 행동은 억제대를 사용하지 않고 개별화된 간호접근을 목표로 사정하고 중재해야 한다.

2. 억제대를 사용하게 되는 드문 특수 상황은 간호사, 의사, 그리고 의료팀의 다른 구성원 간에 협력적인 의사결정이 있는 경우이어야 한다. 이러한 결정은 포괄적인 사정, 사례검토 및 시도한 중재들에 대한 충분한 근거를 바탕으로 이루어져야 한다. 또한, 억제대 사용에 대한 결정은 대상자와 그 가족이 충분히 정보를 제공받고, 이해하고, 참여 및 동의해야 한다.

3. 관찰을 대체하기 위한 방법으로 억제대를 사용해서는 절대 안 된다.

4. 만약 어떠한 이유로 억제대를 사용해야 한다면 일시적 조치이자 최후의 수단이어야 한다. 신체적 억제대의 적용은 억제대의 위해 가능성에 대해 잘 알고 있는 훈련된 직원에 의해서 이루어져야 한다. 일시적인 억제대 사용을 피할 수 없을 때는 대상자의 안위, 안전, 음식, 수분, 배설, 운동, 사회적 상호작용에 대한 욕구에 관심을 기울여야 한다. 부정적인 정서적 결과를 예방하기 위해 억제대 적용 후 대상자가 경험을 이야기할 수 있도록 한다.

Appendix C 신체적 억제대 사용과 관련된 윤리적 고려

억제대 사용으로 인한 대상자의 괴로움:

- 신체적 결과
- 심리사회적 결과
- 자유, 통제 및 선택 상실

반드시 고려해야 하는 관련자:

- 억제대를 적용 당한 대상자
- 시설 내 다른 대상자
- 직원
- 가족

대상자의 특정 권리:

- 선택과 자기 의사결정을 할 수 있는 자유
- 해로움으로부터의 자유
- 위험을 감수할 자유
- 정보를 제공받을 권리
- 존중받으며 치료받을 권리
- 한 개인으로서 치료받을 권리

CHAPTER 2

변화 과정 실행

Implementing a Process of Change

Joanne Patterson Robinson and Neville E. Strumpf

제2장의 목적은 다음과 같다.

억제대 비사용 케어와 관련된
변화 과정의 개요를 서술하는 것이다.

1 변화 과정

1 변화의 특성

1. 변화가 도입될 때 일반적으로 저항이 따른다.
2. 변화는 계획적일 때 좀 더 편하게 받아들여진다. 계획되지 않은 변화는 불안, 저항, 혼돈을 유발할 수 있다.
3. 계획적인 변화는 천천히 일어난다.

2 변화의 단계(Lewin, 1947)

1. 해동(unfreezing): 변화의 필요성을 인식하고, 이미 확립된 오해와 가정을 노출시키고 없앤다.
2. 이동(moving): 낡은 습관과 악습을 버리고 새로운 방법과 기술의 활용을 배운다.
3. 재동결(refreezing): 새로운 태도, 기술, 지식이나 행동 양식을 시작하고 강화한다.

3 변화의 진행

1. 일반적으로 변화는 문제 확인에서부터 해결까지 직선형으로 진행되지 않는다.
2. 변화의 과정은 흔히 원활하지 않다.

2 억제대 비사용 케어로의 변화

1 목표집단

1 이사회/소유자

이 그룹의 역할은 폭넓은 조직철학과 정책의 틀을 세우고 승인하는 것이다. 이사회 구성원들은 억제대 사용을 표준적이고, 필수불가결한 케어 요소로 간주하기도 한다. 이사회의 관심사는 일반적으로 ① 자주 신체적 억제대를 적용하게 하는 행동에 대한 법적 위험과 실무적 대응, 그리고 ② 의료실무의 변화에 대한 가족의 반응과 대상자의 "안전"에 대한 걱정과 관련이 있다. 변화를 만들어내려면 조직의 철학이 개별화된 억제대 비사용 케어를 포함하도록 재구성하는 것이 필수적이다.

2 관리자

관리자는 매일 매일의 업무를 감독하고, 대상자와 직원의 요구에 관심을 가지고, 재정적으로 책임 있는 간호를 증진시킨다. 억제대 비사용 케어에 대한 관리자의 이해는 그들의 경험, 교육 및 가치와 같은 요인들에 따라 다양하다. 관리자의 관심은 일반적으로 이사회나 소유자의 관심과 비슷하다. 이들 그룹의 "동의" 또한 중요하다.

3 의료 직원

의사는 대상자들의 기능적 능력을 최대화하기 위해서 의료서비스를 총괄하며 다른 보건의료인들과 협력하여 일한다. 법적 위험은 주요 관심사이다. 의사는 신체적 억제대의 비보호적 기능과 해로운 결과에 대해서 인식하지 못할 수 있다. 의사는 억제대 비사용 케어에 대한 최근의 연구, 표준과 규정, 그리고 시설의 기존철학을 교육받아야 한다.

4 간호 직원

간호 직원은 매일 매일의 돌봄을 제공하고 관리한다. 간호사들은 일반적으로 "사람을 묶는 것"에 대하여 괴로워한다. 그러나 많은 간호사가 억제대 비사용 케어라는 관념에 대해 위협을 느끼는데, 이는 전통적으로 제공해왔던 간호의 질에 대하여 의문을 제기하기 때문이다. 간호인력은 테이블이 고정된 노인의자, 안전벨트, 손목 억제대/벙어리장갑 같은 기구를 억제대라기보다는 “지지대”, “안전장치” 또는 “의학적 부동”으로 간주하는 경우가 많다. 억제대 사용과 관련된 많은 오해들은 아래의 사항들을 가정한다.

① 신체적 억제대는 심각한 손상을 방지하고 법적 책임을 최소화한다.

② 신체적 억제대의 최소 사용은 직원에게 지나친 업무과중을 불러일으키며 더 많은 간호인력을 필요하게 한다.

③ 잦은 억제대 사용과 관련된 대상자의 행동에 대처할 만한 중재들은 없다.

간호사와 그들이 감독하는 직원들이 실무에서의 변화를 달성하는 핵심인력이기 때문에 이들을 대상으로 한 교육적·협의적인 노력을 기울이는 것은 매우 중요하다. 오해를 없애고 고정된 관념과 습관을 변화시키려면 시간이 걸리며 지속적인 노력이 필요하다.

5 대상자

대상자는 간호의 소비자이다. 대상자는 선택의 상실뿐 아니라 사생활 침해와 손상에 대한 두려움과 관련된 걱정들을 표현한다. 대상자는 낙상이나 손상과 관련된 우려를 표현하거나, 억제대와 관련된 이전 경험과 관찰한 것을 보고하기도 한다. 대부분의 대상자는 현재의 표준간호 및 개별화된 간호접근을 지지하는 중재에 대한 더 많은 정보를 필요로 한다.

6 가족과 친구

대상자의 가족과 친구는 소비자이면서 옹호자이다. 가족과 친구는 사랑하는 사람이 억제되어 있는 것을 발견할 때 매우 싫어한다. 그러나 그들은 종종 억제대 사용을 낙상, 치료에 대한 방해, 인지손상이 동반된 다른 행동을 예방하기 위하여 필요한 중재로 간주한다. 가족과 친구는 전형적으로 억제대를 사용하지 않아서 발생한 손상으로 대상자가 고통을 받는다면 죄책감을 느끼거나 책임지는 것을 두려워한다. 변화를 이루려면 이 그룹에 대한 교육과 지지가 필요하다.

2 프로그램 개발과 실행(Appendix A)

1 해동 단계

① 처음에 억제대 비사용 케어 철학을 개발한다. 직원들이 "위에서 부터"의 실행과 지지를 느껴야 한다. 기관의 철학에 대한 인쇄물을 기관 전체에 배포하고 논의한다.

② 실행의 책임을 맡는 리더를 정한다. 리더는 반드시 그 프로그램에 헌신적이고 성실해야 하며, 변화를 선도할 만큼 영향력이 있어야 한다. 리더는 변화를 촉진하기 위해 직원과 권위 있는 사람을 다룰 수 있을 만큼의 신뢰를 가진 사람이어야 한다.

③ 분명하고 달성 가능한 목표를 세운다.

④ 억제대 비사용 케어에 관한 기본적인 교육프로그램을 제공한다. 모든 사람들을 초대하되 주요 목표집단(예: 간호부, 사회복지사, 의국, 정신의학과, 재활치료부, 가족)은 반드시 참여하게 한다.

⑤ 억제대 비사용 케어와 관련된 열린 의사소통과 대화를 촉진한다. 직원 모임, 팀 컨퍼런스 및 임상 회진은 적절한 토론의 장이다.

2 이동 단계

① 억제대가 적용된 대상자를 인식하기 시작한다.

② 각각의 억제대 적용에 대해 규정된 사유를 명확히 한다. 억제대 사용을 촉진하는 요인을 조사한다.

③ 먼저 대상자, 가족 및 직원이 상의하여 가장 쉬운 사례부터 억제대를 제거한다. 성공 경험은 직원들로 하여금 더 어려운 사례에서도 억제대를 사용하지 않는 노력을 기울일 수 있도록 격려가 될 것이다.

④ 한 사람이나 한 병동 단위에서 억제대를 제거한 후에는 억제대 사용을 금지하도록 한다.

⑤ 새로 입원한 대상자를 위한 "억제대 사용금지" 프로토콜을 개발한다.

⑥ 특정 행동들에 대한 응급조치를 위한 프로토콜을 만든다(예: 낙상 위험에 대비한 침대 알람 또는 의자 알람).

⑦ 평가 또는 피드백 시스템을 개발한다.

a. 투여한 약물들을 모니터한다(예: 특정 정신문제를 치료하기 위한 대체물로 향정신성 약물을 "화학적 억제대"로서 사용하고 있는가?).

b. 낙상 및 손상의 비율과 상황들을 모니터한다(예: 억제대 비사용 케어를 시작한 이후 시설이나 병동에서 낙상 및 손상의 비율이 증가 · 감소 · 무변화 · 변화되었는가?).

c. 목표를 향한 진행과 관련된 정기 보고서를 배포한다(예: 뉴스레터, 메모).

⑧ 목표집단의 필요에 따라 지속적인 교육을 제공한다.

⑨ 노력과 성공을 축하한다.

3 재동결 단계

① 변화된 것이나 새로 학습한 것들을 반영하기 위한 정책과 절차를 개발하고 개선한다(7장 참고).

② 일관적인 태도로 정책과 절차를 고수한다.

3 임상모델

1 너싱홈

1 정규교육과 병동 기반 임상사례 자문(Evans et al., 1997)

억제대 비사용 케어에 대한 이 접근법은 180 병상의 종교기관 소속 비영리기관에서 통제된 임상연구(controlled clinical trial)로 실시되었다. 1회당 30분에서 45분간의 총 10회 교육이 노인전문간호사(gerontological nurse specialist, GNS)에 의해 6개월 동안 각 교대근무당 2회씩 모든 직원에게 제공되었다. 교육은 신체적 억제대 사용의 결과, 행동 이해하기, 낙상위험을 최소화하기, 의학적 치료 방해 예방하기 및 행동에 대처하기에 초점을 두었다(Strumpf, Evans, Wagner, & Patterson, 1992). 또한, 동일한 6개월 동안 노인전문간호사가 일주일에 12시간씩 병동 기반 임상사례 자문을 제공하였다(Patterson, Strumpf, & Evans, 1995). 자문은 주로 임상적으로 문제가 되는 행동을 나타내는 대상자(예: 여러 번의 낙상력을 가진 인지장애가 있는 대상자, 문제행동을 가진 대상자)에게 제공되었다. 6개월간의 중재를 실시한 직후 억제대 사용이 56% 감소하였고, 이러한 감소는 인력 증가, 향정신성 약물의 투약, 심각한 낙상 관련 손상 없이 발생하였다. 비록 노인전문간호사가 시설에서 더 이상 머물지 않으면서 억제대 사용이 증가하기 시작하였지만, 위의 감소된 억제대 사용 수준은 중재 제공 후 3개월과 6개월까지도 유지되었다.

2 직무 교육과 다학제 프로젝트 팀(Sundel, Garrett, & Horn, 1994)

억제대 비사용 케어 접근법은 265병상의 비영리시설에서 실행되었다. 모든 직원에게 1회 90분간 직무교육을 실시하였다. 교육은 ①신체적 억제대의 부정적인 효과에 대한 강의, ②Kendal Corporation에서 제작한 "노인의 억제대 풀어주기: 변화를 이룬 사람들"(Untie the

Elderly: The Changer Makers) 비디오테이프 시청, ③억제대 사용과 관련된 미국 OBRA 규정에 관한 논의, ④억제대를 적용했을 때 나타나는 신체적 · 정서적 경험을 극적으로 보여주기 위하여 총 90분간의 교육 동안 10명의 직원들에게 억제대를 적용하는 민감성 연습으로 이루어졌다. 다학제 프로젝트 팀은 간호부, 사회복지부서, 재활부서, 레크리에이션 치료 부서 및 행정부서의 대표들로 구성하였다. 이 다학제 팀은 억제대 감소의 계획 및 감독, 그리고 대상자를 위한 간호계획 회의에서 최종적으로 통합된 활동에 관한 책임을 맡았다. 이러한 실행의 14개월 후 억제대를 적용 당한 대상자 수는 현저하게 감소하였고(67.5%에서 36.7%로 감소, $p<0.0001$), 2배 이상의 많은 직원들이 억제대 사용 감소를 지지하였다(15.2%에서 36.3% 증가, $p<0.0001$).

3 미국 주(state) 전체의 실행(Rader, Semradek, McKenzie, & McMahon, 1992)

Robert Wood Johnson Foundation으로부터 지원을 받은 3년간의 시범 프로젝트는 오레곤 주에 있는 모든 장기요양시설을 대상으로 실행되었다. 이 프로젝트의 리더십은 조정위원회(Coordinating Committee), 자문위원회(Advisory Committee) 및 너싱홈 실무를 위한 주의 임상자문가(State Clinical Consultant for Nursing Home Practice)들이 같이 맡았다.

조정위원회(Coordinating Committee)의 구성원으로는 The Oregon Association of Homes for the Aging의 대표, Oregon Health Care Association의 대표, Senior and Disabled Services Division의 대표, 간호관리자, 소비자 보호단체 대표, 너싱홈 실무를 위한 주정부 임상 자문가들이 포함되었다. 이 위원회의 역할은 제공자, 규제자 및 소비자의 억제대 감소를 위한 노력을 관장하고, OBRA 지침의 실행과 관련된 문제를 파악하고 해결하는 것이었다.

자문위원회(Advisory Committee)의 구성원으로 노인병 전문의, 노인정신과 의사와 다른 전문가뿐만 아니라 미국 주정부 옴부즈맨의

사무소 대표(The state ombudsman's office), 물리 · 작업 · 언어치료 협회 대표, 알츠하이머 질환과 관련 질환 협회 대표, 미국 주정부의 정신보건부문(State Mental Health Division)의 대표들이 포함되었다. 이 위원회의 역할은 주에 있는 관심 있는 집단과 개인 간의 연결을 담당하는 것이다.

너싱홈 실무를 위한 미국 주의 임상자문가(State Clinical Consultant for Nursing Home Practice)의 책임으로는 프로젝트 방향 제시, 조정위원회와 자문위원회의 리더십, 선택된 너싱홈에 대한 현장자문을 제공, 모든 지위에 있는 직원들에게 전화 자문 제공 등이 포함되었다. 이러한 역할들은 주정부의 지원을 받는 직책으로 계속 유지될 것이라는 기대 속에 프로젝트가 진행되는 동안 평가되었다.

이 프로젝트에서 사용된 방법으로는 ① 교육-제공자와 운영자의 결합을 위한 훈련자를 위한 교육 제공, ② 자문-시설 내, 지역 내 시설 간, 그리고 주 정부 차원의 전문가의 공유를 통해 이루어지는 자문, ③ 규정-자가 점검노력을 교육 및 증진시키는 것에 관한 규정, ④ 지원-문제해결 및 정책 확립의 지원 등이 있었다.

이러한 계획들을 시행한 후 오레곤 주에 있는 대부분의 장기요양시설에서 억제대 사용의 감소가 나타났다. 그러나 이전 상태로의 퇴행과 억제대를 다른 형태의 억제로 대체하는 것을 예방하기 위해서 개별화된 간호에 대한 끊임없는 경계와 강화가 필요하였다.

4 너싱홈 억제대 제거를 위한 국가적 프로젝트(Dunbar, Neufeld, White, & Libow, 1996)

미국 연방기금과 뉴욕 시에 있는 노인을 위한 유태인 병원과 너싱홈(Common wealth Fund, The Jewish Home and Hospital for the Aged)의 자금지원을 받아 너싱홈에서의 신체적 억제대를 대체하기 위한 안전하고 효과적인 방법을 개발하고 평가하기 위해 국가적 시범사업을 실시하였다. 이 사업의 목표는 2년 안에 각 시설과 전체 모든 너싱홈에서 억제대 사용을 5% 이하로 줄이는 것이었다.

사업 대상은 캘리포니아, 미시건, 뉴욕과 노스캐롤라이나 각 주에서 4개 시설로, 모두 16개의 무작위로 선정된 시설에서 총 2,075개 병상이었다(Neufeld, Libow, Foley, & White, 1995). 사업을 시작할 때 16개의 시설 모두 억제대 사용률이 30% 이상이었고, 전체적인 억제대 사용률은 41%였다. 2년이 지난 후 억제대 사용률은 90% 감소하여 4.05%로 감소하였다. 심각한 손상도 감소하고, 프로그램은 비용 효과적이었기에 대부분의 직원과 대상자가 이를 반기고 인정하였다.

2 병원

1 직원교육과 임상사례 자문(Strumpf & Evans, 1994~1998)

억제대 비사용 케어에 관한 접근은 병원에 입원한 너싱홈 거주자에게 억제대 사용감소를 위한 하나의 중재로서, 600병상의 도시에 있는 교육병원에서 통제된 임상연구(controlled clinical study)로 실시되었다. 너싱홈에서 연구참여 병원으로 입원한 대상자에게 간호를 제공하는 모든 간호인력에게 노인전문간호사의 컨설팅이 활용 가능하였다. 병원 간호사에게 일대일 상담과 비공식 병동단위 교육(예: 라운딩, 임상 컨퍼런스)을 통해 개별화된 간호 접근 및 억제대 사용과 관련이 있는 문제들이 해결되었다. 억제대 비사용 케어와 관련된 논문을 병원의 교육게시판에 정기적으로 게시하고, 억제대에 관한 요약된 정보를 담은 자료집을 참여한 모든 병동에서 활용할 수 있게 하였다.

노인전문간호사는 너싱홈 직원이 제공한 정보를 참고하여 너싱홈 대상자가 병원에 입원한 12~36시간 내에 건강사정을 실시하고, 개별화된 간호계획을 세우며, 임상사례 상담을 제공하였다. 노인전문간호사는 병원에 입원한 대상자를 매일 방문하여 경과를 평가하고, 신체적 억제대 적용이나 부적절한 향정신성 약물의 사용 없이 적절한 중재를 권고하였다. 노인전문간호사가 주도하여 병원에서 대상자를 담당하는 주요 간호직원과 접촉을 하였고, 주로 환자보고, 임상 라운딩, 비공식적 상호작용을 하였다. 노인전문간호사의 개별화된 건강사정, 간호계획 및 경과기록은 다른 표준 병원기록양식과 함께 대상자의 침대 옆에 비치되었다. 간호의 연속성 유지를 위하여 모든 자문자료는 대상자가 병원에서 퇴원할 때 너싱홈에 팩스로 전달되었다.

2 Nursing task force: "인간을 건강하게 유지하는 프로젝트"(Baldino, 1994)

이 프로젝트의 목표 중 하나가 억제대 비사용 케어이며, 대도시 교육병원의 Medical Nursing Department에서 근무하는 전문간호사가 촉진하였다. 사례 자문과 "임상적 내러티브"(성공 스토리)를 공유하는 포럼을 통해 직원들이 질병 예방과 건강 증진을 위한 창의적인 전략을 개발하는 데 도움을 주었다. 노인을 포함하는 사례에서 전문간호사는 개별화된 간호와 억제대 사용을 피하거나 감소시키기 위한 전략에 대하여 자문을 하였다.

3 조직 전반적인 노인계획위원회(Bocchino, 1993; Bocchino, et al., 1995)

조직 전반적인 억제대 비사용 케어 환경에 대한 이러한 접근은 7개 병원, 총 1700개 병상으로 구성된 지역 보건의료조직에서 실시되었다. 조직 전반적인 노인계획위원회는 운영위원회의 기능을 하였고, 마케팅 관리자 · 프로그램 개발 관리자 · 병원조직 환자케어의 부대표로 이루어졌다. 또한 위원회 회원은 의사, 사회복지사, 마케팅 관리자, 방문의료서비스 관리자, 환자간호의 부대표급 간호사, 노인전문의, 너싱홈 관리자, 교육관리자 등을 다양한 분야의 대표에게 부여하였다. 처음에 위원회는 문헌고찰을 실시하고, 임상전문가와 법률전문가에게 자문을 구하고, 병원조직 관리자 · 부서 대표 · 환자케어 부서의 부대표 · 의사 · 법률/위험 관리부서의 대표와 부대표에 의해서 승인된 억제대 사용 감소에 대한 기술을 개발하였다. 그 다음에 각각의 부서 내에서 억제대 사용 감소 정책을 만들고 선택한 병동에서 예비조사를 실시하였다. 이러한 접근을 실시한 지 1년 후 간호직원들의 억제대 사용에 대한 지지가 감소하였고, 조직 전반적으로 억제대 사용률과 사용기간이 감소하였다.

4 요약

억제대 비사용 케어는 다양한 분야의 핵심 행정리더들 및 모든 수준에 있는 직원들의 헌신이 있어야 한다. 변화의 과정은 천천히 일어날 수 있다. 개별화된 간호 접근이 점차적으로 도입되는 체계적 방법이 가장 성공적이다. 교육, 활용 가능한 자원 및 열린 의사소통 또한 변화가 오래 유지되는 것을 가능하도록 해준다.

:: Bibliography

Baldino, J. (1994, December). Losing restraint. *HUPdate*, 14–15.

Blakeslee, J., Goldman, B., Papougenis, D., & Torell, C. (1991). Making the transition to restraint free care. *Journal of Gerontological Nursing, 17(2)*, 4–8.

Bocchino, N. (1993, November). *A progress report: Changing restraint use in acute care.* Paper presented at the annual meeting of the American Geriatrics Society, New Orleans, LA.

Bocchino, N., Reed, C. R., Bradley, P. K., Cash, B., Downer, I, Rogers, P. D., & Tavolaro Ryley, L. (1995). Effects of a restraint reduction pilot program in acute care. *The Gerontologist, 35*(Special Issue I), 168.

Colberg, A., Lynch, D., & Mavretish, B. (1991). Harnessing ideas to release restraints. *Geriatric Nursing, 12*(3), 133–134.

Dunbar, J, M., Neufeld, R. R., White, H. C., & Libow, L. S. (1996). Retrain, don't restrain: The educational intervention of the National Nursing Home Restraint Removal Project. *The Gerontologist, 36*(4), 539–542.

Ejaz, F. K., Folmar, S. J., Kaufman, M., Rose, M. S., & Goldman, B. (1994). Restraint reduction: Can it be achieved? *The Gerontologist, 34*, 694–699.

Evans, L. K., Strumpf, N. E., Allen–Taylor, S, L., Capezuti, E., Maislin, G., & Jacobsen, B. (1997). A clinical trial to reduce restraints in nursing homes. *Journal of the American Geriatrics Society, 45*(6), 675–681.

Hardin, S. B., Magee, R,, Stratmann, D., Vinson, M. H., Owen, M., & Hyatt, E. C. (1994). Extended care and nursing home staff attitudes toward restraints: Moderately positive attitudes exist. *Journal of Gerontological Nursing, 20*(3), 23–31.

Harris, E. (1992). A journey to restraint free care. *Untie the Elderly, 4*(2), pp. 1, 6.

Jewish Home and Hospital for Aged. (1991). Retrain, don't restrain. Washington, DC: American Association of Homes and Services for the Aging.

Jewish Home and Hospital for Aged. (1991). Retrain, don't restrain. Washington, DC: The American Health Care Association.

Kapp, M. (1991, January). Reducing restraint use in nursing homes: The governing board's role. *Quality Review Bulletin*, pp. 22–25.

Kendal Corporation. (1996, December). Steps to restraint reduction. *Untie the Elderly, 8*(3), (Special Insert).

Lewin, K. (1947). Frontiers in group dynamics: Concept, method and reality in social science. *Human Relations, 1*, 5–42.

Mahoney, D. F. (1995). Analysis of restraint free nursing homes. *Image: Journal of Nursing Scholarship, 27*(20), 155–160.

Mion, L. C., & Mercurio, A. T. (1992). Methods to reduce restraints: Process, outcomes, and future directions. *Journal of Gerontological Nursing, 18*(11), 5–11.

:: Bibliography

Mount St. Mary's Nursing Home. (1990). *Going restraint free: Some suggestions.* Niagara Falls, NY: Hewner.

Neary, M., Kanski, G., Janelli, L., Scherer, Y., & North, N. (1991). Restraints as nurses* aides see them. *Geriatric Nursing, 12*(4), 191–192.

Neufeld, R. R., Libow, L. S., Foley, W., & White, H. (1995). Can physically restrained nursing home residents be untied safely? Intervention and evaluation design. *Journal of the American Geriatrics Society, 43*, 1264–1268.

Patterson, J. E., Strumpf, N. E., & Evans, L. K. (1995). Nursing consultation to reduce restraints in a nursing home. *Clinical Nurse Specialist, 9*(4), 231–235.

Rader, J., & Donius, M. (1991). Leveling off restraints. *Geriatric Nursing, 12*(2), 71–73.

Rader, J., Semradek, J., McKenzie, D., & McMahon, M. (1992). Restraint strategies: Reducing restraints in Oregon's long–term care facilities. *Journal of Gerontological Nursing, 18*(11), 49–56.

Schott–Baer, D., Lusis, S., & Beauregard, K. (1995). Use of restraints: Changes in nurses' attitudes. *Journal of Gerontological Nursing, 21*(2), 39–44.

Strumpf, N. E., Evans, L. K., Wagner, J., & Patterson, J. (1992). Reducing physical restraints: Developing an educational program. *Journal of Gerontological Nursing, 18*(11), 21–27.

Strumpf, N. E., & Evans, L. K. (1994–1998). *Maintaining restraint reduction in nursing homes* (1–RO1 AG08324). National Institute on Aging.

Sundel, M., Garrett, R. M., & Horn, R. D. (1994). Restraint reduction in a nursing home and its impact on employee attitudes. *Journal of the American Geriatrics Society, 42*, 381–387.

Werner, P., Cohen–Mansfield, J., Koroknay, V., & Braun, J. (1994). Reducing restraints: Impact on staff attitudes. *Journal of Gerontological Nursing, 20*(12), 19–24.

Williams, C. C., & Finch, C. (1997). Physical restraint: Not fit for woman, man, or beast. *Journal of the American Geriatrics Society, 45*, 773–775.

Yoshino, T. (1994). Restraint reduction program at Menorah Park. *Untie the Elderly, 6*(3), 1–3.

Appendix A 억제대 비사용 케어: 프로그램 개발과 실행

해동

- 억제대 비사용 케어의 철학을 개발한다.
- 실행의 책임을 맡는 리더를 정한다.
- 분명하고 달성 가능한 목표를 세운다.
- 억제대 비사용 케어에 관한 기본적인 교육을 제공한다.
- 억제대 비사용 케어 관련 열린 의사소통과 대화를 촉진한다.

이동

- 억제대가 적용되는 대상자들을 인식하기 시작한다.
- 각각의 억제대 적용에 대해 규정된 사유를 명확히 한다.
- 가장 쉬운 사례에서부터 먼저 억제대를 제거한다.
- 일단 억제대를 제거한 후에는 억제대 사용을 금지한다.
- 새로 입원한 대상자를 위한 억제대 사용금지 프로토콜을 개발한다.
- 특정 행동들에 대한 응급 대처 프로토콜을 만든다.
- 평가나 피드백 체계를 개발한다(약물 사용, 낙상과 손상 및 목표 달성을 향한 과정을 추적).
- 계속 교육을 실시한다.
- 노력과 성공을 축하한다.

재동결

- 변화를 반영하기 위한 정책과 절차를 개발하고 개선한다.
- 일관적인 태도로 정책과 절차들을 고수한다.

CHAPTER 3

행동에 대한 이해: 개별화된 간호의 초석

Making Sense of Behavior: Cornerstone of Individualized Care

Joanne Patterson Robinson and Pamela M. Zisselman

제3장의 목적은 다음과 같다.

1. 행동 현상의 징후와 의미를 기술한다.
2. 행동을 사정하고 평가하기 위한 방법의 개요를 서술한다.
3. 행동에 대한 이해와 개별화된 간호 간의 관계를 강조한다.

1 행동의 지각

행동현상은 임상전문가의 지각과 임상경험에 근거하여 수많은 방식으로 이해될 수 있다. 임상전문가가 하나의 행동을 지각하게 되었을 때는 반드시 그 행동을 조사하고 이해해야 한다.

1 지각이란 무엇인가?

1 정의: 지각이란 자극에 대한 한 사람의 인식과 해석이다. 지각은 환경에 대한 개인의 관찰과 이해에 근거한다(Appendix A 참고: 지각의 개념을 삽화로 설명).

2 기전

① 환경에서 자극은 단독으로는 좀처럼 감각기관(피부, 눈, 귀, 코)에 닿을 수 없다. 대부분의 자극은 관심을 받기 위해서 다른 자극과 경쟁하거나 패턴 안에서 인지되는 많은 자극들과 연결이 된다.

예: “눈(snow)”이라는 자극은 보통 추운 날씨와 회색 구름을 포함하고 있는 자극 패턴의 한 부분으로 발생하지만 그 패턴은 하나의 전체로 인식된다.

② 지각은 개인이 감각기관을 통해 받은 정보를 처리하고 그러한 정보에 의미를 부여하는 방식이다. 따라서 동일한 사건에 대한 개인 지각은 다양할 수 있다.

예: 직장까지 운전하여 갈 준비를 하는 사람과 스키 리조트에서 휴가를 보내려고 하는 사람은 “눈(snow)”이라는 자극을 다르게 지각할 것이다. 한 사람에게는 실망을, 다른 사람에게는 기쁨을 불러일으킬 수 있다.

2 지각에 영향을 미치는 것은 무엇인가?

1. 감각기관의 상태
2. 상황의 맥락
3. 개인의 과거 경험
4. 건강 상태
5. 다양한 자극에 대한 다른 주의력

3 행동의 관찰과 설명의 핵심 포인트

1. 임상전문가가 어떤 일이 발생한 것을 실제 있는 그대로 "보기" 위해서는 행동의 속성과 자신의 지각을 보류하는 것이 중요하다. 자신의 해석 없이 행동을 분명하게 기술하는 것이 행동을 이해하는 첫 번째 단계이다.
2. 행동은 욕구, 자아존중감에 대한 위협, 흥분 상태 및 심각한 불안을 표현하기 위해서 사용될 수 있다. 예를 들어 의자에서 빠져 나오는 것은 화장실 사용 욕구, 배고픔이나 갈증, 불편감 또는 허약감, 자세유지 불가, 의자가 잘 "맞지" 않음, 혼동이 있음을 반영할 수 있다.
3. "배회", "야간 이상행동"이나 "초조행동"과 같이 흔히 사용되는 많은 용어들이 주요 쟁점인 행동을 분명하게 정의하지는 못한다. 행동에 대한 분석을 시작할 때는 "다른 사람의 방으로 반복적으로 걸어 들어감"과 같이 구체적으로 기술한다.

4 임상적 의미

1 지각은 매우 개인적이기 때문에 상황에 대한 임상전문가와 대상자의 지각은 다를 수 있다. 대상자가 세상을 보는 관점과 돌봄제공자들의 관점은 다를 수 있다.

2 많은 경우 대상자의 익숙하지 않은 환경에 대한 제한된 관점과 감각제한 상태로 인해 발생한 망상들을 임상전문가들은 인식하지 못한다.

예: 수액이 매달려 있는 IV 스탠드가 시야에서 약간 바깥쪽에 있으면, 시각장애가 있는 대상자에게는 낯선 사람처럼 보일 수 있다. 이러한 지각에 대한 합리적인 반응으로 불안, 안절부절 못함 혹은 침대 밖으로 기어 나와 벗어나려는 시도가 있다. 따라서 환경을 위협적인 것으로 잘못 지각하는 것은 그러한 행동을 촉발시킬 수 있다.

3 대상자의 행동에 관한 의미와 원인에 대한 지각과 견해는 임상전문가마다 다르다. 따라서 의료인력의 관찰 내용 및 대상자의 행동들에 대한 모든 가능한 이유들에 대한 생각을 공유하도록 허용하는 것도 중요하고, 상황에 대한 대상자의 지각이 타당한지를 입증하는 것도 중요하다.

2 행동에 대한 임상 평가: 3가지 부분 전략(Appendix B)

모든 행동에는 의미가 있다. 행동은 어떤 방식으로든 노인에게 영향을 미치며, 목표 지향적이고, 이해될 수 있다. 한 개인이 나타내는 행동의 의미를 이해하기 위해서는 주의 깊은 조사와 분석 과정이 필요하다.

1 대상자에 대해 알아가기(Rader & Tornquist, 1995)

1. 대상자에게 행동에 대해 물어본다.
2. 대상자와 가족에게 과거 삶의 경험, 관심, 즐거움, 사회적 · 행동적 패턴, 현재의 행동과 관련된 활동 및 상황에 대한 정보를 얻는다.
3. 다른 근무번에 일하는 돌봄제공자와 다학제팀의 다른 직원과 이야기한다. 행동에 대한 관찰, 해석, 반응에 관한 제안들을 묻는다.
4. 의료기록을 검토한다.
   ① 입원 전/입원/전원 및 전동기록
   ② 현재 간호계획
   ③ 경과기록지
   ④ 의사 처방
   ⑤ 최근의 진단적 검사
   ⑥ 투약기록
   ⑦ 사건보고서
   ⑧ 자문의뢰보고서
5. 전반적인 건강상태를 사정하거나 검토한다.
   ① 과거와 현재 건강력
   ② 신체검진에서 나온 관련 있는 결과

③ 현재의 투약과 치료

④ 최근 진단적/임상적 검사

⑤ 특정 행동과 관련이 있거나 특정 행동의 원인이 되는 가역적 상태 (예: 감염, 탈수, 약물 독성, 통증, 우울)

6 심리사회적 상태를 사정하거나 검토한다.

① 전반적 외모나 행동

② 심리적 과거력

- 자신감의 근원
- 실망과 후회
- 대처 전략
- 교육
- 직업
- 최근의 역할 변화나 상실
- 사회적 관심
- 취미/활동 참여
- 관계
- 정신병력
- 약물 남용

③ 생활 상태

④ 지지체계

⑤ 의사소통 능력/기술

⑥ 재정 상태

⑦ 영성

- 종교적 배경

- 삶의 의미를 주는 근원
- 미래에 대한 희망
- 죽음에 대한 이해
- 영성 표현과 관련된 요구

7 기능 상태사정을 수행하거나 검토한다.

① 보행

② 이동

③ 목욕

④ 배뇨/배변

⑤ 옷 입기

⑥ 식사

8 아래의 사항들을 고려하여 정신 상태를 사정하거나 검토한다.

① 지남력: 치매와 섬망 모두에서 손상된다.

② 주의력과 집중력: 섬망의 경우 항상 손상된다.

③ 정신운동 사정: 특정 약물이 노인에게 정신운동성 초조행동이나 퇴행을 일으킬 수 있다. 더욱이 섬망과 우울은 일반적으로 정신운동 장애와 함께 나타난다.

④ 언어: 개인의 말하는 속도와 음조뿐만 아니라 수용 능력과 표현 능력을 사정한다.

⑤ 사고형식과 내용: 개인이 진술한 바가 이해할 만한가? 그 개인이 특정 생각이나 관심에 초점을 두는가? 예를 들어 우울한 사람은 종종 인지된 자기 자신 혹은 자신의 신체적 결점에 집중한다. 섬망이 있을 때 환상이나 환시와 같은 지각 장애가 흔하다.

⑥ 기억력: 우울, 치매나 섬망이 있을 때 최근 기억과 과거 기억의 손상이 있을 수 있다.

⑦ 판단력: 우울한 사람은 종종 심리상태가 정상일 때에는 받아들일 수 있을 의학적 치료를 포기한다. 치매나 섬망 환자는 종종 자신의 질병에 대한 이해와 치료 요구가 매우 제한되어 있다.

2 행동의 정황이나 상황 분석하기

이것은 활력징후와 몸무게를 기록하는 것만큼 중요하다. 눈에 보이는 행동과 비언어적 의사소통은 신체적 억제대나 부적절한 향정신성 약물을 사용하지 않고 노인에게 개별적 간호를 제공하는 데 있어 대단히 중요하다.

1 언제 행동이 일어나는가? 정확한 날짜와 시간을 알고 있는 것은 언제 중재가 필요하고 가장 효과적인지를 알고자 할 때 도움이 된다.

2 어떤 특정 활동/상호작용/반응이 그러한 행동에서 특징적으로 나타나는가?

3 어디에서 행동이 나타나는 경향이 있는가? 환경 속에서 패턴을 찾아본다.

4 누가 그러한 행동이 일어날 때 함께 있었는가? 다른 사람들은 무엇을 하고 있었으며, 이것이 대상자를 화나거나 동요하게 할 수 있겠는가?

5 어떤 일이 대상자의 내면에서 그러한 행동을 촉발할 수 있는가? 자신의 행동에 대해 대상자는 뭐라고 말하는가? 대상자가 화나거나, 외롭거나, 통증이 있을 수 있는가? 행동은 의사소통의 한 형태임을 기억한다.

6 어떤 일이 대상자의 외면에서 그러한 행동을 촉발할 수 있는가? 환경이 시끄럽거나, 어둡거나, 그늘져 있는가? 그러한 행동에 어떻게 반응하고 있는가? 대상자는 타인의 반응에 어떻게 반응하고 있는가?

7 어떤 중재가 대상자에게 도움이 되는가? 만약 어떤 중재가 도움이 된다면 행동이 무엇을 의미하는지 단서가 될 수도 있다. 간호계획에 통합될 만한 성공적인 중재들을 기록하는 것 역시 중요하다.

3 행동의 의미 결정하기

관찰된 패턴을 근거로 대상자의 관점에서 무슨 일이 일어나고 있는지, 무엇을 경험하고 있는지, 어떤 감정이 소통되고 있는지, 행동이 무엇을 의미하는지에 대하여 가능한 이유들을 밝혀낸다. 대상자와 그 가족과 함께 행동의 의미를 확인한다. 일단 대상자의 관점에서 행동이 이해되기 시작하면, 그 행동에 긍정적인 영향을 미치는 중재들이 개개인의 요구에 맞춰질 수 있다.

행동일지(Behavior Log)는 행동에 대한 임상평가를 위한 사정도구이다(Appendix C).

1 목적: 지속적인 행동관찰 및 기록을 활성화하여 행동의 패턴과 의미를 결정하기 위함이다.

2 행동일지 사용방법(Appendix D)

① 한 번에 한 가지 특정 행동에 초점을 둔다. 행동을 분명하고, 관찰된 그대로의 객관적인 용어로 기술한다(예: 복부 드레싱의 테이프를 떼어냄, 다른 사람 방으로 걸어 들어감).

② 특정 행동의 각각의 발생에 대한 자세한 관찰내용을 일지의 관련된 세로항목에 기록한다.

③ 행동 발생에 있어 일정한 패턴이 파악될 때까지 일지에 각각의 행동 발생을 계속적으로 기록한다. 예를 들어 행동이 하루 중 특정한 시간에 나타나는가? 특정 행동이 발생하는 환경 속에 어떤 사람이나 물건이 항상 존재하는가? 행동이 어떤 방식으로든 과거 삶의 경험(예:

직업, 군대생활, 가족생활)과 관련이 있는가?

④ 특정 행동이 여러 번 발생하는 동안 일지를 계속 작성하는 것은 패턴을 알아내는 데 필수적일 것이다(Appendix E: 행동일지 경과).

3 환경 사정

개인에 대한 계속적인 사정과 함께 다음 사항을 검토하는 것 또한 조직의 체계와 환경이 행동에 미치는 영향을 이해하는 데 필수적이다. 많은 경우 대상자와 직원의 행동이 변화되고 개별화된 억제대 비사용 케어를 달성하려면 조직적·물리적·심리사회적 환경의 변화과정이 필요하다.

1 조직환경

1 철학

2 규정과 절차

3 직원

4 필수업무일과

5 자원 이용 가능성과 배분

2 물리적 환경

1 개인의 기호에 맞추고 집과 같은 모습

2 소음 수준

3 조명

4 바닥 표면

5 장비 및 가구의 디자인/적합성

6 시각적 단서

7 이동 시 장애물

8 자극 수준

9 사생활 및 사회화 유지를 위한 공간

10 안전과 보안

3 심리사회적 환경

1 의복

2 상호작용 패턴

3 활동

4 가족 지지와 교육

5 상담과 자문 서비스

4 성과: 개별화된 간호(Appendix F)

개별화된 접근은 노인을 이해하고 돌보는 데 핵심이다(Fagan, Williams, & Burger, 1997; Happ, Williams, Strumpf, & Burger, 1996; Miller, 1994; Vollen, 1996). 개별화된 간호의 목적은 편안함과 안전한 이동을 증진하고, 기능과 독립성을 최대한으로 향상시키며, 가능한 최상의 삶의 질을 달성하는 것이다. 그러한 간호를 제공하기 위해서 임상전문가가 대상자의 반응을 통제하기보다는 행동을 이해할 필요가 있다. 이것이 성공적 돌봄을 위한 철학이다. 행동을 통제하기 위해 물리적 · 화학적 억제대에 의존하는 것은 개별화된 간호실무와 맞지 않는다(Appendix E). 개별화된 간호의 필수요소들은 다음과 같다.

1 다학제적, 대상자 중심 접근

2 주의 깊은 행동사정과 특정 요구들을 충족시키기 위한 맞춤형 중재 개발

3 조금 더 표준적인 환경을 강조한 전반적인 케어의 조직과 환경에 대한 관심

5 요약

행동을 이해하는 것은 아래의 가정들에 근거한다.

1 모든 행동은 의미를 지닌다.

2 노인의 요구는 노인의 행동이 이해될 때 가장 잘 충족된다.

3 행동을 이해하기 위해서는 체계적 접근이 필요하다.

4 개별화된 간호에 대한 철학이 노인의 돌봄과 행동 현상을 이해하는 초석이다.

억제대 사용으로 이어지는 대부분의 행동은 건강상태의 변화를 나타내거나 충족되지 못한 요구의 표현이며, 행동이 이해된다면 적절하게 충족될 수 있다. 제4, 5, 6장은 행동 현상, 낙상 위험, 치료방해에 대한 중재들을 기술하고 있으며, 이러한 중재들은 개별화된 간호 및 억제대 비사용 케어와 일치한다.

:: Bibliography

Athlin, E., Norberg, A., & Asplund, K. (1990). Caregivers* perceptions and interpretations of severely demented patients during feeding in a task assignment system. *Scandinavian Journal of Caring Sciences*, 4(4), 147–155.

Beck, C., Baldwin, B., Modlin, T., & Lewis, S. (1990). Caregivers* perception of aggressive behavior in cognitively impaired nursing home residents. *Journal of Neuroscience Nursing*, *22*(3), 169–172.

Boettcher, E. G. (1983). Preventing violent behavior: An integrated theoretical model for nursing. *Perspectives in Psychiatric Care*, *21*(2), 54–58.

Carveth, J. A. (1995). Perceived patient deviance and avoidance by nurses. *Nursing Research*, *44*(3), 173–178.

Cohen-Mansfield, J., Billing, N.. Lipson, S., Rosenthal, A. S., & Pawlson, L. G. (1990). Medical correlates of agitation in nursing home residents, *Gerontology*, *36*, M150–M158,

Do you see what I see? (1994, February). Columbus, OH: *Highlights for children*, p. 2.

Evans, L. K. (1996). Knowing the patient: The route to individualized care. *Journal of Gerontological Nursing*, *22*(3), 15–19.

Fagan, R. M., Williams, C. C., & Burger, S. G. (1997). *Meeting of Pioneers in Nursing Home Culture Change*, Lifespan: Rochester, NY. (Available by calling 716–454–3224, x 115).

Flaskerud, J. H. (1980). Perceptions of problematic behavior by Appalachians, mental health professionals, and lay non-Appalachians. *Nursing Research*, *29*(3), 140–149.

Fletcher, K. (1990). Restraints should be a last resort. *RN*, *53*(1), 52–56.

Folmar, S., & Wilson, H. (1989). Social behavior and physical restraint. *The Gerontologist*, *29*, 650–653.

Gurland, B. J., Wilder, D. EM & Toner, J. A. (1987). A model for multidimensional evaluation of disturbed behavior in the elderly. In A. G. Awad, H. Durgst, & H. M. R. Meir (Eds.), *Disturbed behavior in the elderly*. New York: Pergamon Press.

Hallberg, I. R., & Norberg, A. (1990). Staffs' interpretation of the experience behind vocally disruptive behavior in severely demented patients and their feelings about it: An exploratory study. *International Journal of Aging and Human Development*, *31*(4), 295–305.

Happ, M. B., Williams, C. C., Strumpf, N., & Burger, S. G. (1996). Individualized care for frail elders: theory and practice. *Journal of Gerontological Nursing*, *22*(3), 6–14.

Lustbader, W. (1996). Tales from individualized care. *Journal of Gerontological Nursing*, *22*(3), 43–46.

Miller, R. I. (1994). Managing disruptive responses to bathing by elderly residents. *Journal of Gerontological Nursing*, *20*(11), 35–39.

Mion, L. C. (1996). Establishing alternatives to physical restraint in the acute care setting: a conceptual framework to assist nurses' decision making. *AACN Clinical Issues*, *7*, 592–602.

Morris, J., Hawes, C., Murphy, K., Nonemaker, S., Phillips, C., Fries, B., & Mor, V. (1991), *Resident assessment instrument; Training manual and resource guide*, Natick, MA: Eliot Press.

:: Bibliography

Outlaw, F. H., & Lowery, B. J. (1994). An attributional study of seclusion and restraint of psychiatric patients. *Archives of Psychiatric Nursing, 8*(2), 69–77.

Podrasky, D. L., & Sexton, *D. L. (1988).* Nurses' reactions to difficult patients. *IMAGE: Journal of Nursing Scholarship, 20*(1), 16–21.

Rader, J., & Tornquist, E. M. (1995). *Individualized dementia care: Creative, compassionate approaches.* New York: Springer Publishing Co.

Schwartz, D. (1958). Uncooperative patients? *American Journal of Nursing, 58,* 75–77.

Scott, R. R., Bramble, K. J., & Goodyear, N. (1991). How knowledge and labeling of dementia affect nurses' expectations. *Journal of Gerontological Nursing, 17*(1), 21–24.

Shomaker, D. (1987). Problematic behavior and the Alzheimer patient; Retrospection as a method of understanding and counseling. *The Gerontologist, 27*(3), 370–375.

Strumpf, N. E., & Evans, L. K. (1994–1998). *Maintaining restraint reduction in nursing homes* (1 RO1 AGO 8324). Bethesda, MD: National Institute on Aging.

Strumpf, N. E., & Evans, L. K. (1988). Physical restraint of the hospitalized elderly: Perception of patients and nurses. *Nursing Research, 37*(3), 132–137.

Talerico, K., Capezuti, E., Evans, L., & Strumpf, N. (1995). Making sense of behavior: Individualized care based on needs of the older adult. *The Gerontologist, 35* (Special Issue 1), 128.

Vogelpohl, T. S., Beck, C. K., Heacock, P., & Mercer, S. O. (1996). "I can do it!" dressing: Promoting independence through individualized strategies. *Journal of Gerontological Nursing, 22*(3), 39–42.

Vollen, K. H. (1996). Coping with difficult resident behaviors takes time. *Journal of Gerontological Nursing, 22*(8), 22–26.

Wegner, D. E., & Vallacher, R. R. (1997). *Implicit psychology: An introduction to social cognition.* New York: Oxford University Press.

Williams, C. C. (1989). Liberation: Alternative to Physical restraint: *The Gerontologist, 29*(5), 585–586.

Williams, C. C. (1990). Long term care and the human spprit. *Generations, XIV*(4), 25–28.

Appendix A 지각 훈련

1. 아래의 연습에서 가능한 "사실(reality)"에 대한 서로 다른 견해들을 기록하시오.

여러분도 내가 보는 것을 보고 있습니까?

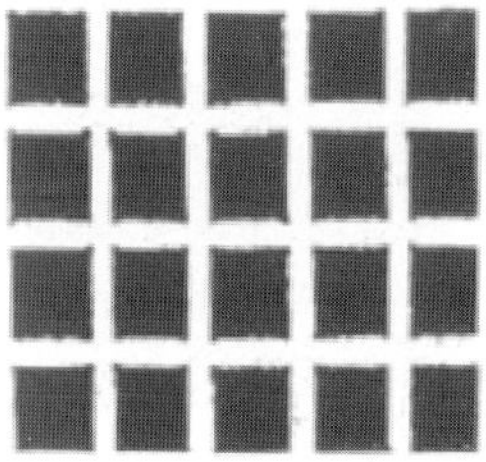

흰색 선을 가로지르는 어디든지
선 위에 점들이 있는가?

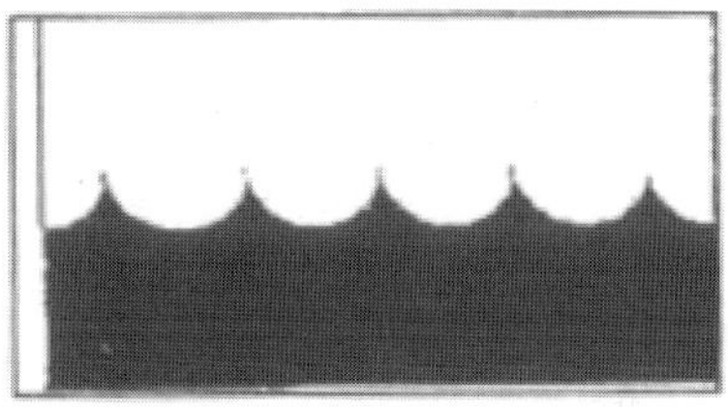

이 그림이 무엇처럼 보이는가?
커튼이 어두운 무대를 덮고 있는가?
아니면 서커스 천막 줄인가?

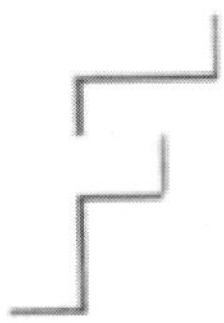

이것이 그냥 선들인가?
아니면 알파벳 문자가 보이는가?

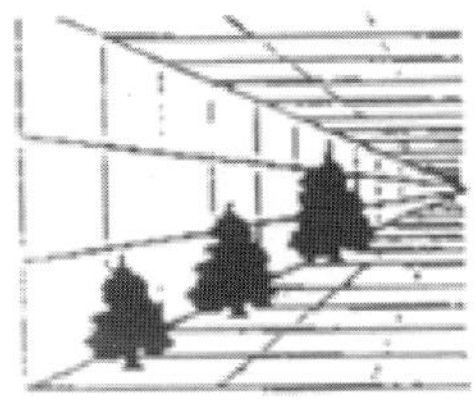

어느 나무의 키가 가장 큰가?
그 나무의 키가 정말 가장 큰가?

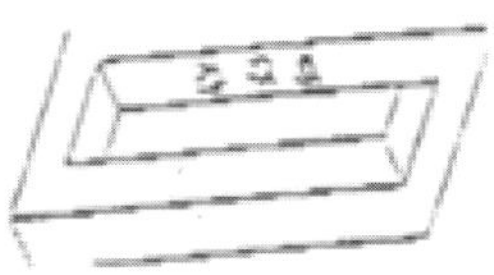

무당벌레가 안쪽에서 기어가고 있는가?
아니면 바깥쪽에서 기어가고 있는가?

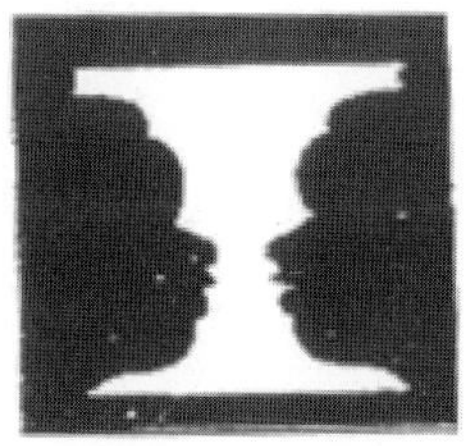

이 그림은 꽃병인가?
아니면 다른 것이 보이는가?

2. 몇 사람에게 같은 맛의 사탕 한 개를 나누어주고 그 사탕에 대해 묘사해 달라고 요청한다. 여러 가지 묘사가 가능하다(예: 맛, 감촉, 냄새, 색깔). 이는 사람들이 같은 물체나 경험에 대해 서로 다른 속성 및 측면에 주목한다는 점을 보여주고 있다.

Appendix B 행동의 임상평가를 위한 가이드라인

1. 대상자에 대해 알기

- 대상자에게 행동에 대해 물어본다.
- 대상자와 가족에게 과거의 삶의 경험, 관심, 즐거움, 사회적 · 행동적 패턴, 활동이나 현재의 행동을 둘러싼 상황에 대한 정보를 얻는다.
- 다른 근무번에 일하는 돌봄제공자와 다학제팀의 다른 직원과 이야기한다. 행동 관찰, 행동 해석, 그리고 행동에 반응하기 위한 제안들에 대해 묻는다.
- 대상자의 의료기록을 검토한다:
  - 입원 전/입원/전원 및 전동 기록
  - 현재 간호계획
  - 경과기록지
  - 의사 처방
  - 최근의 진단적 검사나 다른 검사 절차
  - 투약기록
  - 사건보고서
  - 자문의뢰보고서
- 다음 내용을 사정하거나 검토한다.
  - 전반적인 건강 상태
  - 심리사회적 상태
  - 기능 상태
  - 정신 상태
  - 환경

2. 행동의 정황이나 상황을 분석한다.

- 언제 그러한 행동이 발생하는가?
- 어떤 특정 활동/상호작용/반응이 그러한 행동에서 특징적으로 나타나는가?
- 어디에서 그러한 행동이 발현하는 경향이 있는가?
- 누가 그러한 행동이 일어날 때 함께 있었는가?
- 어떤 일이 대상자의 내면에서 그러한 행동을 촉발할 수 있는가?
- 어떤 일이 대상자의 외면에서 그러한 행동을 촉발할 수 있는가?
- 어떠한 중재가 대상자에게 도움이 되는가?

3. 행동일지를 활용하여 행동의 의미를 알아본다.

- 행동 패턴을 분석한다.
  - 행동이 하루 중 특정한 시간에 나타나는가?
  - 특정 행동이 발생할 때 그 환경 속에 어떤 사람이나 어떤 물건이 항상 존재하는가?
  - 행동이 어떤 방식으로든 과거 삶의 경험(예: 직업, 군대, 가족 생활)과 관련이 있는가?
- 관찰한 패턴에 근거하여 어떤 일이 벌어지고 있는지, 무엇을 경험하고 있는지, 어떠한 감정을 드러내고 있는지, 행동의 의미는 무엇인지, 대상자의 인지에 대해 알아보고 가능한 사유들을 확인한다.

  REMEMBER: 행동을 이해하는 것은 임상적으로 어려운 일이 될 수 있다. 체계적 접근이 행동의 의미에 대한 단서를 발견하고 행동에 긍정적인 영향을 주는 반응을 찾아내는 최선의 기회를 제공한다.

Appendix C 행동일지

특정 행동: ______________________________

대상자 이름: ____________ 호실#: _________

날짜	정확한 시간	어떤 일이 일어났는가?	어디서?	다른 누가 있었는가?	어떠한 일이 대상자의 내면에서 행동을 촉발할 수 있는가?	어떠한 일이 대상자의 외면에서 행동을 촉발할 수 있는가?	어떠한 중재가 대상자에게 도움이 되었고, 도움을 줄 수 있겠는가?

Strumpf, N. E., & Evans, L. K. (1194–1998). *Maintaining restraint reduction in nursing homes* (1 RO1 AGO 8324). Bethesda, MD: National Institute on Aging.

Appendix D 행동일지 사용을 위한 가이드라인

목적: 지속적인 행동관찰 및 기록을 활성화하여 그 패턴과 의미가 판단될 수 있게 하기 위함이다.

사용방법:

1. "특정 행동" 칸에 관찰한 행동(예: 침상에서 낙상, 병동을 벗어남, 타인을 때림, 드레싱을 떼어 냄)을 기록한다.

2. 대상자의 이름과 병실을 기록한다.

3. 특정 행동의 각 에피소드에 대한 자세한 관찰내용을 일지의 관련된 세로항목에 기록한다.
   1) 첫 칸에 행동을 관찰한 날짜를 기록한다.
   2) 두 번째 칸에 행동을 관찰한 정확한 시간을 기록한다.
   3) 세 번째 칸에 어떤 행동을 관찰했는지를 정확하게 기록한다(예: 의자에서 떨어짐).
   4) 네 번째 칸에 에피소드가 발생한 장소를 기록한다(예: 휴게실의 붉은색 의자).
   5) 다섯 번째 칸에 함께 있었던 사람이 누구이며, 무엇을 하고 있었는지 적는다[예: 대상자 T. Jones와 P. Smith (간호조무사), F. Fox-대상자 T. Jones와 이야기하고 있었음].
   6) 여섯 번째 칸에 어떠한 일이 대상자의 내면에서 행동을 촉발할 수 있었는지 기록한다(예: 대상자가 급하게 화장실에 갈 수밖에 없었다고 얘기함. 오전 9시에 이뇨제 복용함).
   7) 일곱 번째 칸에 어떠한 일이 대상자의 외면에서 행동을 촉발할 수 있었는지 기록한다(예: 대상자를 화장실로 데려다 줄 직원이 없었음. 최근에 바닥을 청소했음).
   8) 여덟 번째 칸에 어떤 중재가 대상자에게 도움이 되었고(될 수 있는지) 행동을 해결했는지 기술한다(예: 9:30AM부터 12:30PM까지 매 시간, 이후부터 잠들 때까지 2시간에 한 번씩 화장실에 도움을 받아 다녀옴. 미끄럼 방지 바닥이 있는 새로운 신발을 받음).

4. 행동 출현에 있어 하나의 패턴이 감지될 때까지 특정 행동을 계속적으로 관찰하고 기록한다(예: 행동이 하루 중 특정 시간에 발생하는 것 같음. 특정 사람이 반응을 촉발함. 행동이 오후에 산책하는 오래된 습관과 일치함 등등).

5. 특정 행동이 여러 번 발생하는 동안 일지를 계속 작성하는 것이 패턴을 알아내는 데 필요하다. 행동을 바꾸는 중재를 찾아내면 개별화된 간호계획에 포함시킬 수 있다.

Appendix E 행동일지 경과(Behavior Log in Progress)의 예

특정 행동: 의자에서의 잦은 낙상

대상자 이름: Sally Smith　　호실#: 123

날짜	정확한 시간	어떤 일이 일어났는가?	어디서?	다른 누가 있었는가?	어떠한 일이 대상자의 내면에서 행동을 촉발할 수 있는가?	어떠한 일이 대상자의 외면에서 행동을 촉발할 수 있는가?	어떠한 중재가 대상자에게 도움이 되었고, 도움을 줄 수 있겠는가?
1/10/98	11:30 AM	의자에서 낙상	휴게실, 텔레비전 옆 붉은색 의자	2명의 대상자: T. Jones와 P. Smith	대상자가 화장실에 가는 것이 급했었다고 말함. 오전 9시에 이뇨제 복용함. 불안정한 걸음–이동 시 한 사람의 도움이 필요함.	대상자를 화장실에 데려갈 직원이 없었음.	9:30AM부터 12:30PM까지 매 시간, 그 후 잠들 때까지 2시간에 한 번씩 화장실에 데려감.
1/12/98	10:30 AM	의자에서 낙상	휴게실, 텔레비전 옆 붉은색 의자	간호조무사 Fox가 대상자 T. Jones와 이야기 하고 있었음.	대상자가 화장실에 가는 것이 급했었다고 말함. 오전 9시에 이뇨제 복용함.	바닥이 막 청소되어 닦여 있었고, 미끄럼 방지 바닥과 뒷꿈치 없는 슬리퍼를 신고 있었음.	미끄럼 방지 바닥이 있는 새 신발을 받음.

Strumpf, N. E., & Evans, L. K. (1194–1998). *Maintaining restraint reduction in nursing homes* (1 RO1 AGO 8324). Bethesda, MD: National Institute on Aging.

Appendix F 개별화된 간호를 향한 패러다임 변화

절망	vs.	희망
↓		↓
행동 통제	vs.	**행동 이해**
↓		↓
간호의 목적 "안전"	vs.	간호의 목적 안전 및 추가사항: 1) 기능 향상/유지 2) 삶의 질 향상/유지
↓		↓
신체적 억제대 부적절한 향정신성 약물 사용	vs.	개별화된 간호

출처: Talerico, K., Capezuti, E., Evans, L., & Strumpf, N. (1995). Making sense of behavior: Individualized care based on needs of the older adults. *The Gerontologist, 35* (Special Issue I), 128. [Paper presented at the Annual Meeting of Gerontological Society of America, November 1995].

CHAPTER 4

행동 현상에 대한 반응

Responding to Behavioral Phenomena

Pamela M. Zisselman and Lois K. Evans

제4장의 목적은 다음과 같다.

1. 인지손상이 있는 사람의 행동 현상을 흔히 충족되지 않은 욕구나 건강상태의 변화를 나타내는 행동의 연속성으로 이해한다.
2. 행동 현상에 대한 억제대 사용을 없애는 개별화된 간호에 근거한 반응을 개발한다.

1 용어와 기술

문헌에서는 인지 손상이 있는 노인이 나타내는 다양한 행동을 기술하기 위해서 많은 용어들이 사용되고 있다. 이러한 용어들로는 '산만한, 도전적인, 문제인, 파괴적인, 기능장애의' 등이 있다. 행동을 기술하는 데 사용되는 다른 용어들로는 초조, 안절부절못함, 배회와 공격성이 있다. 불행히도 이러한 용어들은 그러한 행동의 이유를 정의하거나 찾아내지 못하고, 행동을 부정적이고 제대로 기능하지 않거나 심지어 경멸적인 용어로까지 묘사하고 있다. 그러한 용어들은 노인을 돌보는 직원들의 반응에 영향을 끼칠 수 있다.

앞서 기술한 것처럼 대부분의 행동은 의미가 있으며, 내적 자극이나 외적 자극으로 인해 발생한다. 한 예로 치매 남성노인은 분변매복으로 매우 불편함 속에 초조함이 나타나도 자신이 괴로운 이유를 말로 표현할 수 없다. 그 결과 그는 소리 지르고 울며 병동을 서성거린다. 직원들에게 한번 "초조행동"이라는 꼬리표가 달려서 진정되거나 억제되면 그 대상자에게 분변에 대한 사정이나 치료는 이루어지지 않을 것이다. 그러나 만약 의료인력이 그러한 행동을 충족되지 않은 욕구의 표현이라고 본다면 철저한 사정을 수행하려 하고, 이러한 사정을 통해 적절한 중재를 이끌어낼 수 있다.

1 행동의 영향

1. 수많은 행동의 영향은 종종 관련되는 모든 사람에게 괴로운데, 이는 부분적으로 그러한 행동이 대상자의 불만, 좌절 및 고통을 반영하는 것이기 때문이다(Werner, Cohen-Mansfield, Braun, & Marx, 1989).
2. 이러한 행동들에 대처하기 위해서는 많은 시간과 에너지가 필요하다.
3. 타인에 의해 불쾌하게 인지된 행동은 시설, 가족 및 대상자에게 문제를 일으킬 수 있다.

4 타인에 의해 불쾌하게 인지된 행동은 그 대상자를 고립시키는 결과를 초래하기도 한다.

5 직원들이 불쾌해하고 참기 어려운 행동을 많은 대상자들이 가지고 있을 때, 의료인력의 소진 및 이직이 늘어나는 것과 함께 직원충원에 대한 요구를 증가시키는 결과를 유발할 수 있다.

2 행동 유형

1 정신운동 행동

① 물건을 숨김; 모아둠.

② 다른 사람의 물건을 가져감.

③ 부적절한 성적 행동

④ 반복적인 행동, 예를 들어 옷을 벗음, 옷장과 서랍 속 짐을 꾸리기와 풀기

⑤ 다른 사람을 쫓아다님.

⑥ 배회
- 특정 목적을 위한 배회(예: 누군가를 찾아다님)
- 방향성 없는 배회

⑦ 물리적인 공격이나 폭행(예: 물건 던지기, 물건을 치기, 발로 차기, 때리거나 다른 사람을 할퀴기)

⑧ 치료에 저항하기; 지시에 따르기를 거부함.

2 언어적 행동

① 반복적 언어 패턴 혹은 "음성 틱"

② 소리 지르기, 외치기, 큰 소리로 말하기

③ 울기

④ 언어적 학대(예: 끊임없는 불평, 모욕, 욕설, 물리적 폭력을 동반하거나 동반하지 않는 분노)

3 심리적 행동

① 기분 변화(예: 불쾌감, 환경으로부터의 위축, 신체 증상화, 반복적인 죽음에 대한 생각, 자살에 대한 생각)

② 파국적 행동: 갑작스러운 기분 변화로 흔히 중등도의 인지 손상이 있는 사람에게서 발생하며, 분노, 초조, 서성거림이나 신체적 공격과 관련이 있다. 일반적으로 촉발한 사건에 비해 더 격한 행동을 보인다.

2 행동 사정

1 위에서 언급된 바와 같이 행동을 조사하고 의미를 파악하는 것은 임상 전문가의 책임이다.

2 조사 과정에서의 일반적 단계는 제 3장에서 자세히 다루었다.

3 유발요인, 촉발요인, 기여요인

행동의 근원적인 요인들을 찾아내고 이해하는 것은 시간이 소요되나 직원과 환자/입소자를 위한 성과 측면에서 충분한 가치가 있는 노력이다. 다양하고 복잡한 행동에 대한 가능한 설명으로는 생리적 · 환경적 · 심리사회적 요인이 있다.

1 생리적 요인

1 섬망

2 우울

3 치매

Note: 섬망, 우울, 치매가 있음을 평가하기 위한 기준으로, 임상전문가들은 미국 정신협회의 정신장애에 관한 진단 및 통계 매뉴얼(American Psychiatric Association's Diagnostic and Statistical Manual of Mental Disorders, 1994)을 검토하여야 한다.

4 신체적 불편감이 수많은 행동을 유발할 수 있다. 흔히 내적으로 해로운 자극이 소리 지르기나 때리기 같은 외적 반응을 초래한다. 신체적 불편감의 몇 가지 예는 다음과 같다.

① 통증

② 불쾌하게 덥거나 추운 느낌

③ 갈증

④ 배고픔

⑤ 실금

⑥ 변비

⑦ 요정체

⑧ 피로

⑨ 수면 부족

2 환경 요인

1 과도한 자극

2 지나치거나 시끄러운 소음

3 과소 자극

4 잘못된 실내 온도조절

5 돌봄제공자 요인:

① 잦은 담당인력 변경을 포함한 돌봄제공자와 노인의 관계형성 기회 제한

② 융통성 없는 업무중심 케어 vs. 대상자 중심 케어

③ 간호조무사나 다른 돌봄제공자에게 관계중심적, 개별화된 간호에 대한 훈련 부족

3 심리적 요인

1 임상전문가와 직원에게 어렵다고 생각되는 행동의 가장 흔한 유발요인은 개인공간의 침범이다(Miller, 1994; Ryden & Feldt, 1992). 이것은 대부분 일상생활활동, 특히 목욕과 옷을 입을 때 발생한다. 한 예로 너싱홈에서의 개인위생은 개인의 오랜 습관과 기호보다는 기관의 정해진 일과에 따라 이루어지는 경우가 많다. 샤워실의 공공성이나 낯선 사람에 의한 목욕은 노인의 사생활과 존엄을 모욕하는 것일 수 있다.

2 통제의 상실은 종종 극대화된다. 예를 들어 너싱홈 대상자에게 목욕 시간에 대한 선택권은 주어지지 않는다.

3 개인적 욕구와 기호가 기관의 효율성보다 경시될 때 자아정체성이 줄어든다.

4 특히 새 병실로 옮겨 새로운 룸메이트를 만날 때, 새로운 일과를 경험하거나 새로운 직원을 만날 때 불안전하다고 느끼는 경우가 많다.

4 행동에 대한 반응 전략

돌봄제공자는 행동의 잠재적 촉진요인을 이해하고 이에 대응해야 한다. 행동은 연속적으로 발생한다. 충족되지 못한 욕구가 커지면서 진단과 치료가 어려워질 수 있다. 이상적인 돌봄의 목적은 충족되지 못한 욕구나 건강상태의 변화를 찾아내고 치료하여, 행동 현상을 예방하거나 최소화하는 것이다. 특정 중재의 예(행동 사정에 따라 사용할 수 있는)는 다음과 같다.

1 생리적 · 심리적 행동 징후에 대한 대응 전략:

1 섬망의 원인을 찾아내고 치료한다.

① 감염, 저산소증, 다른 촉진요인을 치료한다.

② 약물의 과용 및 부적절한 사용을 줄이거나 없앤다.

③ 특정 목표 증상을 위한 적절한 단기적, 저용량의 신경이완제 사용을 고려한다.

2 우울증을 치료한다.

① 우울증을 평가하고 항우울제 투약을 고려한다.

② 사회화, 취미활동, 운동을 늘린다.

③ 지지적 심리치료를 제공한다.

④ 전기충격치료에 대하여 평가한다.

3 불편감을 치료한다.

① 진통제를 제공한다.

② 수분을 제공한다.

③ 음식을 제공한다.

④ 스웨터나 담요를 제공/제거한다.

⑤ 화장실, 변기겸용 의자, 소변기, 침상용 변기 사용에 있어서 규칙적인 스케줄을 유지하며, 보조를 제공한다.

⑥ 변비/실금을 관리하고 없앤다.

⑦ 체위변경, 지지할 수 있는 좌석을 제공한다.

2 특정 행동에 대한 반응으로 환경을 변경하는 전략

1 자극을 적절하고 최적의 수준으로 제공한다.

① 병동을 통과하는 왕래를 줄인다.

② 스피커 시스템, 라디오와 텔레비전에서 나오는 지나친 소음을 줄인다.

③ 더 은은한 조명으로 조절한다.

2 "일몰 증후군"을 경험하는 사람들에게는 심리사회적 상호작용을 포함한 낮 동안의 자극을 늘린다. 일몰 증후군을 감소시킬 수 있는 다른 대응은 다음과 같다:

① 야간 조명을 사용한다.

② 대상자를 간호사 스테이션 가까운 곳으로 옮긴다.

③ 간식, 활동카트 같은 야간활동을 마련한다.

④ 수면을 방해하는 상황들을 줄인다.

3 안전하게 보행할 수 있도록 충분하고 보호되는 공간을 제공하거나 재설계한다.

① 안락한 안마당, 정원, 라운지

② 갇힌 느낌보다는 탐험을 연상시키는 불규칙한 공간 및 순환고리형 공간

③ 손실된 기억을 보완하는 단서(신호). 화장실, 라운지, 식당 등의 장

소에 대한 기억을 강화하기 위해서 문에 해당 장소에서 수행하는 활동사진이나 그림을 걸어둔다. 대상자가 사용하는 방문에 대상자의 예전의 사진을 걸어둔다.

④ 문과 출구를 아래의 방법을 사용하여 위장한다:

- 안전하게 벽걸이 천을 문 위에 설치하거나 문 손잡이를 덮는다.
- 문 앞에 화분이나 스크린을 설치한다.
- 벽면과 문이 잘 구별되지 않게 한다.
- 문 손잡이를 문과 같은 색으로 칠한다.

⑤ 특수 잠금장치 같은 문에서의 탈출을 가로막는 장애물

⑥ 특별한 모니터링 기구와 알람

Note: 대상자가 없어졌을 때 시설 전체적인 대응계획을 포함한 체계적인 검색시스템이 준비되어 있어야 한다.

4 가능하면 전체적으로 집과 같은 평범하고 익숙한 환경을 제공한다.

5 병동 내에 모든 신체적 억제대를 없앤다.

3 특정 행동에 대한 반응으로 활동을 사용하는 방법:

대상자의 인지력과 관심에 적합하도록 맞춘 개인 및 소그룹 활동이 특정 행동을 예방하거나 약화시킬 수 있다.

1 애완동물 치료요법

2 음악 그룹(댄스를 포함하거나 포함하지 않음)

3 발 마사지 혹은 손 마사지

4 회상요법(예: 과거의 여행 슬라이드, 사진, 과거의 익숙한 물건)

5 노래와 함께 악기 연주하기

6. 빨래 개기 또는 반복적이지만 유용한 기타 활동이나 움직임에 참여하기
7. 원 안에서 공 던지기 또는 다른 그룹 활동
8. 걷기와 스트레칭을 포함한 운동
9. 꽃, 식물, 애완동물 돌보기
10. 그룹 그림 그리기
11. 적절한 감독하에 음식 준비
12. 단순하고 적절한 청소 일
13. 대상자가 밤에 배회하거나 잠을 이루지 못하면 간호사와 함께 라운딩하기

4 특정 행동에 대한 심리사회적 반응 전략:

추가적인 제안을 보려면 제7장의 Appendix A, 행동과 중재의 매트릭스(Matrix of Behaviors and Interventions)를 참고한다.

5 약물 관리

인지손상이 있는 노인 간호에서 약물은 유용한 치료방법이 될 수 있다. 행동 현상에 대한 치료로 향정신성 약물을 투약하기 전에 행동에 대한 세심한 조사를 해야 한다. 약물요법은 다른 심리사회적, 환경 중재와 함께 효과적으로 활용될 수 있다. 개별화된 간호는 약물투여보다 더 좋은 관리방법이다. 약물요법을 시작하기 전에 노인정신의사, 노인정신 전문간호사의 자문을 먼저 받을 것을 권고한다.

치매와 관련된 행동 증상을 줄이기 위한 다양한 종류의 약물에 대한 연구가 수행되었다. 노인에게 부작용을 덜 일으키는 것으로 알려진 최근 출시된 향정신성 약물에 대한 조사가 현재 진행 중이다.

1 향정신성 약물

향정신성 약물은 특정 초조 행동을 완화할 뿐 아니라 정신병 치료에 유용하다.

1 약물의 예

① Haloperidol

② Risperidone

③ Thiothixene

④ Perphenazine

2 부작용: 진정, 약물로 인한 파킨슨 증후군, 기립성 저혈압, 지연성 운동장애

3 용량:

약명	시작 용량	최대 용량
Haloperidol	.25 mg/day	2 mg/day
Risperidone	.25 mg/day	2 mg/day
Thiothixene	2 mg/day	7 mg/day
Perphenazine	2 mg/day	8 mg/day

2 항우울제

이러한 약물은 겉으로 나타나지 않은 우울로 인한 행동을 중재하는 데 유용하다.

1 약물의 예:

① Sertraline

② Paroxetine

③ Trazadone

주의: 보통 항우울제로 사용되지 않지만 행동완화를 위해 사용한다.

2 부작용:

① Sertraline과 Paroxetine: 흥분작용과 위장계 소화불량

② Trazadone: 진정과 저혈압

3 용량:

약명	시작 용량	최대 용량
Sertraline	25 mg/day	150 mg/day
Paroxetine	10 mg/day	40 mg/day
Trazadone	25 mg/day	150 mg/day

3 신경안정제

이 약물은 정서가 불안정한 인지손상 노인 및 다른 방법에 반응이 없는 행동을 보이는 노인에게도 도움이 될 수 있다.

1 약물의 예:

① Valproic Acid

② Carbamazepine

③ Lithium Carbonate

2 부작용:

① Valproic Acid와 Carbamazepine: 간독성, 진정, 재생불량성 빈혈, 위장계 소화불량, Stevens-Johnson syndrome (carbamazepine 만의 부작용)

② Lithium Carbonate: 졸림, 진전, 갑상선기능 저하증, 다뇨증, 다음다갈증

3 용량:

약명	시작 용량	치료적 혈중 농도
Valproic Acid	125 mg/bid	40~120 mcg/ml
Carbamazepine	50 mg/bid	5~10 mcg/ml
Lithium Carbonate	150 mg/day	0.3~1.0 mEq/liter

6 요약

개별화된 돌봄 철학은 대상자 개개인이 특별하며 기호와 일상을 가진 기존의 삶을 가지고 있다고 여긴다. 많은 인지손상 노인은 연속성을 유지하려는 노력이 반영된 행동을 보이며, 이는 임상전문가에게 특별히 어려운 문제가 될 것이다. 돌봄제공자의 역할은 행동을 조사하고 그 의미를 알아내고, 드러난 욕구를 충족시킬 전략을 개발하여 현재의 행동에 긍정적으로 반응하며 앞으로의 사건을 최대한 줄이는 것이다. 기억해야 할 중요한 요점들은 다음과 같다:

① 모든 행동에는 의미가 있다. 행동은 어떤 면에서는 대상자에게 도움이 되며 세심한 조사 과정을 통해 이해되어야 한다.

② 조사에는 삶의 과거력 알기, 신체검진 수행과 행동패턴 사정이 포함된다(제3장 참고).

③ 많은 행동들이 섬망, 우울, 치매 그리고 다른 신체적·심리적 불편감과 관련이 있을 수 있다.

④ 환경적·심리사회적 요인이 다양한 범위의 행동을 유발할 수 있는데, 돌봄제공자에게는 공격, 초조, 안절부절못함, 불안정한 움직임 등으로 보인다.

⑤ 중재로 개별화된 간호, 개인의 요구와 기호에 맞는 환경으로의 변화를 포함시킨다. 선택된 향정신성 약물 또한 특정 행위에 적절한 치료가 될 수 있으나 전문가의 자문 후에만 투약해야 한다. 향정신성 약물을 사용하는 동안에는 계속적인 재진료와 평가가 이루어져야 한다.

:: Bibliography

American Psychiatric Association. (1994). *Diagnostic and Statistical Manual of Mental Disorders*, Fourth Edition. Washington, DC: Author.

Bridges–Parlet, S., Knopman, D., & Thompson, T. (1994). A descriptive study of physically aggressive behavior in dementia by direct observation. *Journal of the American Geriatrics Society, 42*, 192–197.

Burgio, L., Scilley, K., Hardin, J., Hsu, C., & Yaney, L (1996). Environmental "white noise": An intervention for verbally agitated nursing home residents. *Journal of Gerontology: Psychological Sciences, 51*, 364–373.

Cohen–Mansfield, J., & Werner, P. (1998). The effects of an enhanced environment on nursing home residents who pace. *The Gerontologist, 38*(2), 199–208.

Evans, L., Strumpf, N., & Williams, C. (1991). Redefining a standard of care for frail older people: Alternatives to routine physical restraint. In P. Katz, R. Kane, & M. Mezey (Eds.), *Advances in Long Term Care, I.* New York: Springer Publishing Co., 81–108.

Everitt, D., Fields, D., Sounerai, S., & Avorn, J. (1991). Resident behavior and staff distress in the nursing home. *Journal of the American Geriatrics Society, 39*, 729–798.

Happ, M. B., Williams, C. C., Strumpf, N., & Burger, S. G. (1996). Individualized care for frail elders: Theory and practice. *Journal of Gerontological Nursing, 22*(3), 6–14.

Holmberg, S. K. (1997). A walking program for wanderers: "Volunteer training and development of an evening walker's group. *Geriatric Nursing, 18*, 160–165.

Kovach, C. R., & Meyer–Arnold, E. A. (1997). Preventing agitated behaviors during bath time. *Geriatric Nursing, 18*, 112–114.

Miller, C. A. (1997). Behavior–modifying medications for mentally frail elders. *Geriatric Nursing, 18*, 89–90.

Miller, R. I. (1994). Managing disruptive responses to bathing by elderly residents. Journal of *Gerontological Nursing, 20*(11), 35–39.

Namazi, K., Rosner, T., & Calkins, M. (1989). Visual barriers to prevent ambulatory Alzheimer's patients from exiting an emergency door. *The Gerontologist, 29*, 699–702.

Rader, J. (1991). Modifying the environment to decrease use of restraints. *Journal of Gerontological Nursing, 17*(2), 9–13.

Rantz, M. J., & McShane, R. E. (1995). Nursing interventions for chronically confused nursing home residents. *Geriatric Nursing, 16*, 22–27.

Ryden, M. B., & Feldt, K. S. (1992). Goal directed care: Caring for aggressive nursing home residents with dementia. *Journal of Gerontological Nursing, 18*(11), 35–41.

Simon, L., Jewell, N., & Brokel, J. (1997). Management of acute delirium in hospitalized elderly: A process improvement project. *Geriatric Nursing, 18*, 150–154.

:: Bibliography

Vollen, K. H. (1996). Coping with difficult resident behaviors takes time. *Journal of Gerontological Nursing, 22*(8), 22–26.

Werner, P., Cohen-Mansfield, J., Braun, J., & Marx, M. (1989). Physical restraints and agitation in nursing home residents. *Journal of the American Geriatrics Society, 37,* 1122–1126.

CHAPTER 5

낙상 위험 사정 및 상해를 입히는 낙상 예방

Assessment of Fall Risk and Prevention of Injurious Falls

Pamela M. Zisselman and Joanne Patterson Robinson

제5장의 목적은 다음과 같다.

1. 노인의 낙상 유병률, 패턴, 결과에 대한 지식을 강화한다.
2. 노인의 낙상과 관련이 있는 내적 · 외적 위험요인을 열거한다.
3. 낙상위험 사정의 구성요소를 확인한다.
4. 낙상과 심각한 손상을 예방하기 위한 개별화된 접근법을 개발한다.
5. 침상난간의 위험성을 알고 침상난간 사용의 필요성을 사정한다.

1 문제의 개요

낙상예방 프로그램의 목적은 기동성이나 기능적 독립성을 감소시키지 않고 노인의 낙상위험과 그에 따른 손상을 최소한으로 줄이는 것이다. 노인에게 있어서 낙상의 위험요인이 존재하는 한 낙상 가능성은 증가할 수밖에 없다. 따라서 교정 가능한 낙상의 위험요인을 찾아내고 이를 없애는 개별화된 중재가 가장 좋은 방법이다(Tinetti, Baker, McAvay, et al., 1994; Tinetti, Doucette, & Clause, 1995).

1 낙상의 정의: 개인이 바닥이나 다른 낮은 곳에 비의도적으로 떨어진 사건

2 유병률

1. 너싱홈: 시설에 따라 낙상비율은 다르지만 추정에 따르면 연간 거의 40~50%의 너싱홈 거주자가 낙상을 경험한다.
2. 지역사회: 지역사회거주 노인의 약 30%가 일 년에 1회 이상 낙상을 경험한다. 낙상을 보고한 사람 중에 절반가량이 같은 해에 한 번 이상 낙상하였다고 보고하였다.
3. 병원: 낙상은 급성기 병원에서 입원환자 사고의 70~80%를 차지한다. 재원일수 10,000일당 18건에서 24건의 사고가 발생한다. 급성기 병원에서 환자의 대부분은 노인이다.

3 패턴

1. 시간: 낙상은 대부분 하루 중 가장 분주한 시간(예: 낮 시간)에 발생하며 대상자의 활동 수준의 증가와 대략 일치한다.

2 장소: 노인은 흔히 화장실과 침실에서 낙상한다.

3 활동: 낙상은 걷기나 이동(침대, 휠체어/의자, 변기/변기겸용의자로)과 같은 일상생활활동을 할 때 가장 많이 발생한다.

4 사람

① 연령: 낙상의 위험은 연령이 증가할수록 늘어나며, 75세 이후에 급격하게 증가한다.

② 성별: 낙상 빈도는 85세까지는 남성보다는 여성에게 더 자주 발생하고, 85세 이후에는 남성과 여성에서 거의 비슷하다.

③ 인종: 연구에 따르면 흑인보다는 백인에서 낙상률이 약간 더 높다.

④ 기능상태: 낙상은 신체적 · 인지적 손상이 있는 사람에게 더 자주 발생한다.

4 낙상의 결과

1 손상이 65세 이상 노인에게는 사망을 초래하는 주요 원인이며, 대부분의 손상은 낙상과 관련되어 있다.

2 그러나 대부분의 낙상은 심각한 손상을 일으키지 않는다.

① 시설 또는 지역사회에 거주하는 65세 이상 노인 낙상의 3~5%에서만 골절이 발생하며, 약 1%는 고관절 골절이다. 85세 이상 노인의 경우에는 낙상의 10%가 고관절 골절이나 다른 심각한 손상을 일으킨다.

② 낙상의 약 5~10%에서 혈종, 염좌, 관절 탈구와 같은 심한 연조직 손상이 발생한다. 두부 경막하혈종과 경부 골절을 포함한 심각한 큰 손상은 드물다.

3 낙상은 노인에게 자신감 결여, 불안감과 공포심을 일으키며, 노인 스스로 이동을 제한하고 다른 사람에게 의존하는 결과를 초래하기도 한다.

2 노인에서 낙상 위험요인(Appendix A)

1 내재성 요인: 내재성 위험요인들과 낙상 위험 간에는 직접적인 관련이 있다. 내재성 요인은 일반적으로 의학적 상태를 포함한다.

1 급성과 만성 질환

① 대사 이상

- 저나트륨혈증/저혈량증
- 저혈당
- 탈수

② 부정맥은 실신을 유발할 수 있다.

③ 기립성 저혈압

④ 혈관미주신경성 실신은 다음 원인들로 발생할 수 있다.

- 배변
- 발살바(Valsalva)
- 스트레스

⑤ 감각 결손/교정기

- 백내장, 황반변성, 녹내장, 2 혹은 3초점 안경의 사용(특히 계단에서)과 관련된 시각 변화나 손상
- 청력 상실 또는 전정기관 장애와 관련된 왜곡이나 오인
- 미로장애(labyrinth disorders)와 관련된 현훈과 어지러움

2 판단의 변화를 초래하는 치매

3 실금(실제적 혹은 잠재적)

4 약물

① 마취제

② 향정신성 약물

③ 항히스타민제

④ 항경련제

⑤ 진정제를 포함한 벤조다이아제핀 계열 약물

⑥ 심장약(예: 이뇨제, 항고혈압제, 칼슘채널차단제)

⑦ 혈당강하제

⑧ 마약성 약물

⑨ 많은 약물을 함께 사용

5 근골격계 위험요인

① 노년기의 정상적 변화: 뼈의 퇴행(골다공증), 척추후만증, 감소된 근육량, 근력 및 관절 회복력과 인대 탄력성

② 지속적인 침상안정은 근력, 근육량 및 뼈의 손실을 초래한다.

③ 퇴행성 관절질환(골관절염)은 관절의 통증, 부종, 뻣뻣함과 움직임 감소를 일으킨다.

④ 발 문제(예: 변형, 건막류)

6 신경학적 위험요인

① 노년기의 정상적 변화: 반응시간 지연, 하지감각 저하, 신체 움직임의 변화 및 걸음걸이 변화

② 일과성 뇌허혈 발작

③ 간질

④ 뇌졸중

⑤ 파킨슨질환

⑥ 말초신경증(통증, 접촉, 위치감각 상실)

2 외재성 위험요인

1 상황적 요인

① 관리가 잘 되지 않거나 부적절하게 사용된 보행기나 다른 보조기구

② 익숙하지 않은 환경으로 이전

③ 서두름

④ 익숙하지 않은 활동 수행

⑤ 억제대 사용 감소(손상 없는 낙상의 위험이 높아질 수 있음)

2 환경적 요인

① 바닥

- 작은 바닥 매트
- 헐거워진 카펫(예: 뜯어지고, 마감처리가 되지 않고, 부착되지 않음)
- 미끄러운 바닥(젖음 혹은 왁스칠)
- 장애물 있는 통로(예: 코드, 전선, 낮게 놓인 물건)
- 문 앞 계단과 고르지 않은 계단: 높이, 깊이와 가장자리에 대한 지각 감소로 인해 계단은 일반적으로 위험할 수 있다.
- 현란한 바닥 무늬
- 불규칙한 표면

② 가구

- 어지럽게 놓인 물건
- 불안정한 가구
- 낮은 가구(예: 커피 테이블)
- 팔걸이나 등받이가 없는 낮은 의자
- 높은 침대
- 너무 높거나 낮은 캐비닛
- 손잡이 난간이 없는 복도나 계단

③ 조명

- 가려지지 않은 창문, 조명, 너무 광이 나는 바닥으로 인한 눈부심
- 어두운 벽과 흐릿한 조명
- 야간조명 없음.

④ 화장실

- 낮은 변기의자, 미끄럼 방지 및 안전손잡이가 없음.
- 욕조에 미끄럼 방지 표면이나 보조기구가 없음.
- 안전손잡이나 보조기구의 부적절한 위치

⑤ 기타

- 맞지 않는 옷
- 부적절한 신발(예: 굽이 높거나 잘 맞지 않음)
- 튜브, 카테터 등이 있음.

3 낙상 위험 사정(Appendix B)

1 목표: 내재성 및 외재성 위험요인을 확인한다.

2 과거력: 내재성 낙상 위험요인으로 이전의 낙상 상황(예: 탈수로 인한 저혈압), 관련 활동(예: 화장실로 이동), 외재성 요인(예: 젖은 바닥)을 검토한다.

3 약물 검토

① 최근 약물의 변화를 기록한다.

② 마취제, 항우울제, 항히스타민제, 향정신성 약물, 항경련제, 벤조다이아제핀, 심장약, 하제, 혈당강하제, 마약성 약물의 사용을 점검한다.

4 신체검진

노인 대상자가 낙상 위험이 높은 의학적 상태에 있는지 사정하기 위해서는 집중적인 신체검진이 필요하다.

① 체위별 활력징후

② 정신 상태

ⓐ 기억력(최근 및 과거)

ⓑ 우울 감별

③ 감각

ⓐ 시력(Snellen chart)

ⓑ 청력(Whisper test)

④ 신경계

ⓐ 근긴장도

ⓑ 진전

ⓒ 근력(상지, 하지)

ⓓ 고유수용성 감각

⑤ 근골격계

ⓐ 관절가동범위

ⓑ 관절 변형

ⓑ 발의 상태

⑥ 이동성: "Get-Up and Go Go Test"(Rader & Tornquist, 1995)

Get-Up and Go Go Test는 Mathias, Nayak과 Isaacs (1986)가 개발한 일어서기(Get-Up)와 가기(Go Test) 검사의 변형이다. 두 번째 "가기(Go)"는 변기 사용과 관련된 관찰을 추가한 것이다.

ⓐ "Get-Up and Go Go Test"를 실시하기 위해서는 아래 일련의 활동 수행을 관찰한다.

- 의자에 앉기와 의자에서 일어나기
- 서 있는 동안 360° 회전하기
- 화장실이나 변기로 걸어가거나 휠체어 타고 가기
- 변기에 앉기와 변기 이용하기(옷 입고 벗기와 대소변 후 청결에 대한 관찰을 포함)
- 변기에서 일어서기와 휠체어에 앉기(휠체어를 이용하는 경우)
- 화장실이나 변기에서 침대로 걷거나 휠체어 타고 오기
- 침대에 들거나 침대에서 벗어나기

ⓑ 다음의 위험요인이 있는지 기록한다.

- 지지를 위해 다리를 넓게 벌림
- 서 있는 동안 균형을 잃음
- 걸을 때 균형 문제
- 감소된 조정력
- 휘청거리거나 흔들리거나 기울어진 걸음걸이

- 출입구를 걸을 때 멈춰야 하거나 걸음걸이의 패턴이 변함
- 회전 시 불안정함
- 보조기구의 부적절한 사용(예: 보행기, 지팡이, 휠체어, 가구)
- 도움 없이 의자, 변기나 침대로의 이동이 어려움(예: 가구나 다른 사람을 보조로 이용함)

5 임상진단검사 평가: 과거력과 신체검진 결과에 근거하여 다음 검사를 포함할 수 있음

① CBC 검사(빈혈을 배제하기 위함)

② 전해질 검사

③ 심전도(부정맥을 배제하기 위함)

④ 약물 수준 검사

⑤ 두부의 컴퓨터 단층촬영이나 자기공명영상

낙상하기 쉬운 노인에 대해 자료수집을 할 때 낙상 위험 사정을 완료한다(Appendix C). 대상자가 낙상 고위험이 있는 것으로 확인되면 다음의 중재들 중 한 가지 이상 중재가 적절할 수 있다.

4 내재성 위험요인에 대한 중재

1 급성 및 만성질환 개선 목적의 중재(Tinetti & Speechly, 1989)

1 급성 및 만성질환

① 특정 질환의 진단과 치료(예: 폐렴, 요로감염, 섬망, 탈수)

② 감각 기능: 시력과 청력을 최적화하는 것이 낙상예방 프로그램의 중요한 부분이다.

ⓐ 청력

- 청력 검사를 시행한다.
- 귀지를 제거한다.
- 보청기를 적절하게 사용한다.
- 2주에 한 번씩 보청기의 배터리를 점검한다.

ⓑ 시력

- 백내장, 녹내장과 같은 안과문제를 임상지침에 따라 진단하고 치료한다. 치료 되면 낙상 위험을 개선하거나 낮출 수 있다.
- 가장 최근의 안경 처방을 유지한다.
- 안경을 깨끗하게 관리한다.
- 시력 보조기구나 재활 프로그램을 활용한다.
- 환경적 조정을 한다(예: 적절한 조명, 장애물 없는 통로, 계단 위 밝은색 테이프).

2 체위성 저혈압

① 원인이 되는 약물 사용을 피한다(예: 삼환계 항우울제와 이뇨제).

② 수분을 재공급하고 수분상태를 유지한다(수분제한이 없다면 1500~2000cc/24시간).

③ 처방에 따라 압박 스타킹을 신도록 한다.

④ 침대나 의자 밖으로 나오는 방법을 교육한다.

- 천천히 일어난다.
- 침상에서 발을 배측굴곡시킨다.
- 30까지 센다.
- 침대 손잡이를 이용한다.

3 치매

① 낙상에 대해 가족을 교육한다.

② 입원 과정 동안 가족이나 동반자가 동행하도록 한다.

③ 간호사 스테이션과 가까운 방을 제공한다.

④ 진정제나 중추 작용 약물을 피한다.

⑤ 운동과 보행을 감독한다.

⑥ 안전한 환경을 확인한다.

⑦ 구조화된 활동을 제공한다(예: 음악, 회상).

⑧ 일관성 있는 일상스케줄을 유지한다.

⑨ 과도한 소음을 없앤다.

4 실금(실제적, 잠재적 실금)

① 원인을 진단한다.

② 요로감염을 치료한다.

③ 시간이 정해진 배뇨스케줄을 유지한다.

④ 침대와 화장실 사이에 손잡이 난간을 설치한다.

⑤ 침대 근처에 변기의자를 둔다.

⑥ 침상 옆, 변기의자, 화장실 바닥에 미끄럼 방지 띠(strips)를 사용하고 변기의자에는 미끄러지지 않고 세척 가능한 매트를 깐다.

⑦ 화장실과 침대에 적절한 조명을 제공한다.

⑧ 쉽게 착용 가능한 옷을 제공한다(예: 벨크로 여밈, 탄력 허리밴드).

5 약물

부적절한 약물 감소가 노인의 낙상을 예방할 수 있다. 중재는 다음과 같다:

① 약물의 작용, 상호작용, 부작용을 사정한다.

② 효과적인 최저 용량을 정한다.

③ 가능하면 용량을 서서히 줄여나가고, 투여 중단을 시도한다.

④ 속효성 약물을 선택한다.

⑤ 노인을 낙상 위험에 놓이게 하는 약을 피한다
(진정제, phenothiazines, 삼환계 항우울증약 포함).

⑥ 새로운 약물 투여 시 적은 용량으로 시작하고 서서히 증량한다.

2 걸음걸이, 이동성과 균형을 위한 중재

연구에 따르면 규칙적으로 운동하는 노인은 낙상 위험이 감소한다고 한다(Lord, Ward, Williams & Strudwick, 1995; Province, Hadley, Hornbrook, et al., 1995). 파킨슨질환, 뇌졸중, 말초신경증 같은 신경학적 문제가 있는 노인들에게 규칙적인 신체활동 치료프로그램이 유익할 수 있다.

1 규칙적인 운동의 이점

① 유산소운동 능력 상승

② 걸음걸이와 걷기 속도 향상

③ 근력 증가

④ 자세 흔들림 개선

⑤ 계단을 오르는 능력 향상

⑥ 낙상 감소

2 신체적 활동 프로그램은 보호적 간호보다는 재활을 위한 간호를 증진시킨다. 이상적인 운동 프로그램은 아래와 같은 내용을 포함해야 한다.

① 다학제적(간호, 작업치료, 물리치료, 의학)이어야 한다.

② 모든 노인이 참여할 수 있도록 개별화되어야 한다.

③ 모든 의료인력이 참여하여 개발해야 한다.

④ 동기유발적이고 인센티브 프로그램 및 포상을 포함해야 한다 (예: 월별 총 걷기결과를 포스터로 전시, 포상 프로그램).

⑤ 사회지향적이어야 한다(예: 걷기 동호회).

⑥ 다양한 운동 제공을 통한 자극을 제공해야 한다(예: 유산소 활동, 유연성 훈련, 균형과 저항 훈련, 타이치 운동).

5 외재성 요인을 위한 중재

1 환경 중재

낙상예방 프로그램에는 노인의 낙상 위험을 줄이고 이동성과 기능을 유지하기 위한 환경적 조정이 포함된다(Donius, 1995; Grisso, Capezuti, & Schwartz, 1996; Tinetti & Speechly, 1989).

1 침상, 화장실과 복도에 적용 가능한 환경 조정

① 광택제 없는 바닥, 광이 덜 나는 미끄럼 방지 아크릴 왁스를 사용한 바닥

② 침상 옆 바닥과 변기의자에 접착식 띠

③ 야간 조명

④ 욕조 및 샤워실에 미끄럼 방지 매트 및 띠

⑤ 장애물 없는 복도

⑥ 전자경보장치(예: 침대 모니터)

⑦ 침대와 화장실 사이에 손잡이 난간

⑧ 쉬는 공간(예: 침대와 화장실 또는 침실과 활동실 사이의 복도 중간의 의자)

2 침대와 의자의 조정

① 고정된 침대 바퀴

② 낮은 침대(대부분의 시설 침대는 높이가 10~15cm로 너무 높음)

③ 의자에서 일어나기 쉽도록 높아진 의자(약 56cm). 의자 위에 단단한 베개를 놓거나 길이를 늘일 수 있는 의자 다리(Weiner, Long, Hughes, et al., 1993).

④ 쐐기 모양 쿠션을 의자 좌석 위에 놓음. 앞쪽은 10cm 높이, 중간부는 2.5cm, 뒤쪽은 5cm이어야 한다(Johnson, 1991).

⑤ 대상자가 의자에 앉아있을 때 앉아있어야 하는 것을 자연스럽게 상기시키기 위해 리본이나 실을 허리에 두른다.

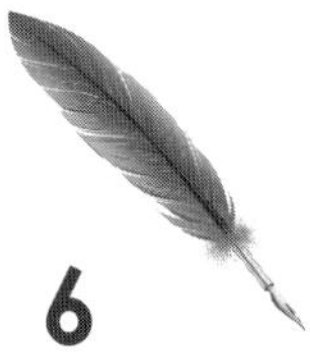

6 일반적인 직원중심 중재

① 직원 교육은 낙상예방 프로그램에서 중요한 부분이다.

② 패턴이나 경향을 알아내기 위해 행동일지를 사용한다(Appendix E).

③ 낙상 고위험 대상자를 구별하기 위해 카덱스 및 침상과 병실전화기에 색깔 있는 점/스티커들을 붙인다.

④ 새로운 입원, 전원 및 전동 대상자는 첫 주 동안 주의 깊게 관찰한다.

⑤ 인력의 근무 패턴을 최적화한다(Cutillo-Schmitter, Rovner, & Shmuely, 1996).

- 신규직원은 경력직원과 함께 근무할 필요가 있다. 신규 간호사가 숙련된 간호사 없이 일할 때 낙상률이 증가한다.
- 아침과 저녁에 일상생활활동 시 환자당 직원비율을 높이는 것을 고려해야 한다.

7 낙상 관련 손상 예방

보건의료제공자들은 낙상과 관련된 손상을 예방할 필요가 있다. 낙상을 예방하기 위해 활용되는 많은 중재들은 낙상과 관련된 손상을 감소시키는 데도 효과가 있다(Grisso, Capezuti, & Schwartz, 1996). 이러한 중재들은 다음과 같다.

① 환경 조정, 예: 탄력 바닥, 벽에서 벽까지 카펫

② 여성호르몬 요법, 칼슘과 비타민 D 보충 및 향정신성 약물의 최소 사용

③ 규칙적인 운동 프로그램 및 엉덩이 패드 착용

8 침상난간

침상난간은 노인의 낙상위험을 증가시키며(Donius, 1995) 심지어 죽음(Parker & Miles, 1997)을 초래하는 환경적 위해요인이다. 침상난간을 올려놓은 상태일 때 노인은 난간 위로 기어오를 수 있고 이는 심각한 낙상위험을 높인다. 침상난간을 내려 놓으면 대상자는 손쉽게 침상 밖으로 이동할 수 있을 것이다. 침상 안팎으로 이동 시 노인의 자발적인 움직임의 자유를 제한한다면 침상난간은 억제대로 간주된다.

1 침상난간 사정(Donius & Rader, 1994, 침상난간 의사결정 과정 참조)

① 노인에게 침상난간을 올리거나 혹은 내려놓고 싶은지 물어보고 그 선택을 기록한다.

② 대상자가 침상난간을 내린 채 도움 없이 침대로 들어가고 나오는지를 관찰하고 대상자의 능력을 기록한다.

③ 안전 위험을 세부적으로 나눈다.

ⓐ 레벨 I: 저위험–대상자가 안전하게 침상 밖으로 이동이 가능하거나 대상자가 움직일 수 없어서 손상 위험이 낮은 경우

ⓑ 레벨 II: 중간 정도 위험–대상자는 도움 없이 침상 밖으로 이동을 원하지만 안전하게 이루어질 수 없는 경우. 다른 중재가 필수적이다.

ⓒ 레벨 III: 고위험–장점이 우려보다 크기 때문에 침상난간을 사용한다. 낙상 예방전략도 또한 필요하다.

④ 침상 한쪽 면 절반에 침상난간이 올려진 상태로 노인이 도움 없이 침상 안팎으로 이동하는지 관찰한다. 만약 침상난간을 보조기구처럼 사용하여 대상자의 이동성이 향상된다면 침상난간을 억제대로 간주하지 않는다. 올려진 상태에서 침상난간이 분리되는 것은 매우 위험하다. 동일한 방향에 두 개의 분리된 침상난간이 있는 침대의 사용은 피해야 한다.

⑤ 침상난간 사정은 꾸준히 수행되어야 한다.

2 침상난간의 필요성을 줄이기 위한 중재들은 다음과 같다.

① 벽쪽에 배치한 침대

② 침대 모니터

③ 낮은 침대, 매트리스 깔린 바닥

④ 침대 주위 쿠션이나 패딩

⑤ 침대 옆 변기의자

⑥ 침상난간 사용은 점진적이고 체계적인 방식으로 감소시켜야 한다.

ⓐ 양쪽 침상난간 사용에서 한쪽 절반의 침상난간 사용으로 변경하기를 원할 수 있다.

ⓑ 특정 기간 동안만 침상난간을 내리고 침상난간을 점차 사용하지 않는 방향으로 결정할 수 있다.

9 요약

낙상예방 프로그램은 개별화된 간호의 철학을 반드시 포함하여야 한다. 낙상위험 사정과 적절한 중재의 실시가 각각의 노인대상자에게 제공되어야 한다. 낙상 및 낙상예방 프로그램에 대하여 기억해야 할 중요한 요점들은 아래와 같다.

1. 낙상이 노인에게 흔하지만 대부분의 낙상은 심각한 손상을 일으키지 않는다.
2. 낙상의 흔한 원인은 노화와 관련한 변화, 급성 및 만성 질환, 그리고 환경요인이다.
3. 낙상 위험 사정에는 신체검진, 약물 검토, 임상진단 검사 평가, 낙상 과거력이 포함된다.
4. 목적은 낙상이나 낙상으로 인한 손상의 위험을 최소한으로 줄이는 것이며, 동시에 이동성과 독립성을 유지하는 것이다.
5. 가능한 한 많은 낙상 위험요인을 제거하는 것이 가장 좋은 전략이다.
6. 운동은 낙상예방 프로그램의 요소로서 중요하다.
7. 침상난간 사용의 계속적인 사정 및 제거에 관한 지속적인 사정은 낙상예방 프로그램에 반드시 포함되어야 한다.

낙상 위험 사정과 행동일지 사례 예시는 Appendix D와 Appendix E에 있다.

:: Bibliography

Berryman, E., Gaskin, D., Jones, A., Tolley, F., & MacMullen, J. (1989). Point by point: Predicting elders' falls. *Geriatric Nursing, 10,* 199–201.

Capezuti, E., Evans, L., Strumpf, N., & Maislin, G. (1996). Physical restraint use and falls in nursing home residents. *Journal of the American Geriatrics Society, 44,* 627–633.

Capezuti, E., Strumpf, N. E., Evans, L. K., Grisso, J. A., & Maislin, G. (1998). The relationship between physical restraint removal and falls and injuries among nursing home residents. *Journal of Gerontology: Medical Sciences, 53A,* M47–M52.

Capezuti, E., Talerico, K., Strumpf, N., & Evans, L. (1998). Individualized assessment and evaluation of bilateral siderail use. *Geriatric Nursing, 19*(6), in press.

Catchen, H. (1983). Repeater: Inpatient accidents among the hospitalized elderly. *The Gerontalogist, 23,* 273–276.

Clutchins, C. (1991). Blueprint for restraint-free care. *American Journal of Nursing, 91*(7), 36–42.

Creighton, H. (1982). Law for the nurse manager: Are side rails necessary? *Nursing Management, 13*(6), 45–48.

Cutillo-Schmitter, T. A., Rovner, B. W., & Shmuely, V. (1996). Falls prevention study: A practical approach. *Journal of Healthcare Risk Management, 16,* 56–68.

DeVito, C, Lambert, D., Sattin, R., Bacchelli, S., Ros, A., & Rodriquez, J. (1988). Fall injuries among the elderly: Community-based surveillance. *Journal of the American Geriatrics Society, 36,* 1029–1035.

Donius, M. (1995). Fall prevention and management. In J. Rader & E. M. Tornquist (Eds.), *Individualized dementia care: Creative, compassionate approaches* (pp. 145–167), New York: Springer Publishing Co.

Donius, M., & Rader, J. (1994). Use of siderails: Rethinking a standard of practice. *Journal of Gerontological Nursing, 20*(11), 23–27.

Ejaz, F. K., Jones, J. A., & Rose, M. S. (1994). Falls among nursing home residents: An examination of incident reports before and after restraint reduction programs. *Journal of the American Geriatrics Society, 42,* 960–964.

Friedman, S. M., Williamson, J. D., Lee, B. H., Ankrom, M. A., Ryan, S. D., & Denman, S. J. (1995). Increased fall rates in nursing home residents after relocation to a new facility. *Journal of the American Geriatrics Society, 43,* 1237–1242.

Ginter, S. F., & Mion, L. C. (1992). Falls in the nursing home: Preventable or inevitable? *Journal of Gerontological Nursing, 18*(11), 43–48.

Glickstein, J. (Ed.), & Spector, M. [Issue Ed.] (1991). Gait and gait training in the elderly. *Focus on Geriatric Care & Rehabilitation, 4*(10), 1–8.

Granek, E., Baker, S., Abbey, H., Robinson, E., Myers, A., Samkoff, J., & Klein, L. (1987). Medications and diagnoses in relation to falls in a long-term care facility. *Journal of the American Geriatrics Society, 35,* 503–511.

:: Bibliography

Grisso, J. A., Capezuti, E., & Schwartz, A. (1996). Falls as risk factors for fractures. In R. Marcus, D. Feldman, & J. Kelsey (Eds.), *Osteoporosis* (pp. 599–611). New York: Academic Press.

Gurwitz, J. H., Sanchez-Cross, M. T., Eckler, M. A., & Matulis, J. (1994). The epidemiology of adverse and unexpected events in the long-term care setting. *Journal of the American Geriatrics Society, 42*, 33–38.

Hogue, C. C. (1992). Managing falls: The current basis for practice. In S. G. Funk, E. M. Tornquist, M. T. Champagne, & R. A. Wiese (Eds.), *Key aspects of elder care* (pp. 41–57). New York: Springer Publishing Co.

Jackson, J., & Ramsdell, J. (1989). *New Perspectives in Geriatric Medicine: Gait Disorder*. San Diego, CA: University of California, San Diego Geriatric Education Center.

Janken, J., Reynolds, B., & Swiech, K. (1986). Patient falls in the acute care setting: Identifying risk factors. *Nursing Research, 35*, 215–219.

Johnson, D. (1991). Make your own chairbound alternatives. *Geriatric Nursing, 12*, 18–20.

Lauritzen, J. B., Petersen, M. M., & Lund, B. (1993). Effect of external hip protectors on hip fractures. *The Lancet, 341*, 11–13.

Lipsitz, L., Jonsson, P., Kelley, M., & Koestner, J. (1991). Causes and correlates of recurrent falls in ambulatory frail elderly. *Journal of Gerontology: Medical Sciences, 46*, M113–M121.

Lord, S. R., Ward, J. A., Williams, P., & Strudwick, M. (1995). The effect of a 12-month exercise trial on balance, strength and falls in older women: A randomized controlled trial. *Journal of the American Geriatrics Society, 43*, 1198–1206.

Lund, C., & Sheafor, M. (1985). Is your patient about to fall? *Journal of Gerontological Nursing, 11*, 37–41.

Maki, B., Holliday, P., & Topper, A. (1991). Fear of falling and postural performance in the elderly. *Journal of Gerontology: Medical Sciences, 46*, M123–M131.

Mathias, S., Nayak, U. S. L., & Isaacs, B. (1986). Balance in the elderly patient: The "Get up and Go" lest. *Archives of Physical Medicine and Rehabilitation, 67*, 387.

Mion, L. C., Gregor, S., Buettner, M., Chwirchak, D., Lee, O., & Paras, W. (1989). Falls in the rehabilitation setting: Incidence and characteristics. *Rehabilitation Nursing, 14*(1), 17–22.

Morgan, V. R., Mathison, J. H., Rice, J. C., & Clemmer, D. I. (1985). Hospital falls: A persistent problem. *American Journal of Public Health, 75*, 775–777.

Morse, J., Tylko, S., & Dixon, H. (1987). Characteristics of the fall-prone patient. *The Gerontologist, 27*, 516–522.

Norman, G. M., & Gibbs, J. A. (1991). Clinical ambulation incentives for the immobile elderly. *Journal of Gerontological Nursing, 17*(8), 28–33.

Parker, K., & Miles, S. H. (1997). Deaths caused by siderails. *Journal of the American Geriatrics Society, 48*, 797–802.

:: Bibliography

Perry, B. (1982). Falls among the elderly: A review of the methods and conclusions of epidemiologic studies. *Journal of the American Geriatrics Society, 30,* 367–371.

Pluchino, F. (1988). Underlying cause of falls in *The older patient.* Boston, MA: The Department of Medical Research, Hebrew Rehabilitation Center for Aged.

Podsiadlo, D., & Richardson, S. (1991). The timed "Up & Go": A test of basic functional mobility for frail elderly persons. *Journal of the American Geriatrics Society, 39,* 142–148.

Province, M. A., Hadley, E. C., Hornbrook, M. C., Lipsitz, L. A., Miller, J. P., Mulrow, C. D., Ory, M. G., Sattin, R. W., Tinetti, M. E., & Wolf, S. L. (1995). The effects of exercise on falls in elderly patients: A preplanned meta-analysis of the FICSIT trials. *Journal of the American Medical Association, 273,* 1341–1347.

Rader, J., & Tornquist, E. M. (1995). *Individualized dementia care: Creative, compassionate approaches.* New York: Springer Publishing Company.

Ray, W. A., Taylor, J. A., Meador, K. G., Thapa, P. B., Brown, A. K., Kajihara, H. K., Davis, C., Gideon, P., & Griffin, M. R. (1997). A randomized trial of a consultation service to reduce falls in nursing homes. *Journal of the American Medical Association, 278*(7), 557–562.

Roberts, B. (1989). Effects of walking on balance among elders. *Nursing Research, 39,* 180–182.

Robinson, B. (1988). Evaluation of the patient who falls. *The older patient.* Boston, MA: The Department of Medical Research, Hebrew Rehabilitation Center for Aged.

Ross, J. (1991). Contributors to falls. *Journal of Gerontological Nursing, 17*(9), 19–23.

Rubenstein, L., Robbins, A., Schulmna, B., Rosado, J., Osterweil, D., & Josephson, K. (1988). Falls and instability in the elderly. *Journal of the American Geriatrics Society, 36,* 266–278.

Sabin, T. (1982). Biologic aspects of falls and mobility limitations in the elderly. Journal of the *American Geriatrics Society, 30,* 51–58.

Sklar, C. (1985). Liability for a fall. *The Canadian Nurse, May,* 15–16.

Spellbring, A., Gannon, M., Kleckner, T., & Conway, K. (1988). Improving safety for the hospitalized elderly. *Journal of Gerontological Nursing, 14*(2), 31–37.

Strumpf, N., Evans, L., & Schwartz, D. (1991). Physical restraint of the elderly. In C. Chenitz, J. Stone, & S. Salisbury (Eds.), *The clinical practice of gerontological nursing.* Philadelphia: Saunders.

Tamarin, F. (1988). Falls in the elderly: Risks and prevention. *Geriatric Medicine Today,* 7(6), 83–84.

Tideiksaar, R. (1989). *Falling in old age: Its prevention and treatment.* New York: Springer Publishing Co.

Tinetti, M. (1987). Factors associated with serious injury during falls by ambulatory nursing home residents. *Journal of the American Geriatrics Society, 35,* 644–648.

:: Bibliography

Tinetti, M., & Ginter, S. (1988). Identifying mobility dysfunction in elderly patients: Standard neuromuscular examination or direct assessment? *Journal of the American Medical Association, 259,* 1190–1193.

Tinetti, M., & Speechley, M. (1989). Prevention of falls among the elderly. *New England Journal of Medicine, 320,* 1055–1059.

Tinetti, M., Liu, W., & Ginter, S. (1992). Mechanical restraint use and fall–related injuries among residents of skilled nursing facilities. *Annals of Internal Medicine, 116,* 369–374.

Tinetti, M. E.., Baker, D. I., McAvay, G., Claus, E. B., Garrett, P., Gottschalk, M., Koch, M. L., Trainor, K., & Horwitz, R. I. (1994). A multifactorial intervention to reduce the risk of falling among elderly people living in the community. *New England Journal of Medicine, 331,* 821–827.

Tinetti, M. E., Doucette, J. T., & Claus, E. B. (1995). The contributions of predisposing and situational risk factors to serious fall injuries. *Journal of the American Geriatrics Society, 43,* 1207–1213.

Tinetti, M. E., Doucette, L, Claus, E., & Marottoli, R. (1995). Risk factors for serious injury during falls by older persons in the community. *Journal of the American Geriatrics Society, 43,* 1214–1221.

van Dijk, P. T. M., Meulenberg, O. G. R. M., van de Sande, H. J., & Habbema, J. D. F. (1993). Falls in dementia patients. *The Gerontologist, 33,* 200–204.

Walshe, A., & Rosen, H. (1979). A study of patient falls from bed. *Journal of Nursing Administration, 9*(5), 31–35.

Weiner, D. K., Long, R., Hughes, M. A., Chandler, J., & Studenski, S. (1993). When older adults face the chair–rise challenge. *Journal of the American Geriatrics Society, 41,* 6–10.

Whedon, M., & Shedd, P. (1989). Prediction and prevention of patient falls. *Image: Journal of Nursing Scholarship, 21,* 108–114.

Appendix A 노인의 낙상 위험요인

1. 내재성 요인

① 급성 및 만성 질환(예: 대사 장애, 부정맥, 기립성 저혈압과 감각 결손)

② 치매

③ 실금

④ 약물(예: 벤조다이아제핀, 향정신성 약물, 항히스타민제, 심장약, 항우울제)

⑤ 근골격계 문제(예: 골량, 근육량, 근력, 관절 기능, 이동성의 변화나 손상)

⑥ 신경학적 상태(예: 간질, 뇌졸중, 파킨슨질환)

2. 외재성 요인

① 상황적 요인-재배치, 관리가 잘 되지 않거나 부적절하게 사용된 보조기구

② 환경적 요인-미끄러운 바닥, 불안정한 가구, 부적절한 조명, 낮은 변기와 부적절한 신발과 의복

Appendix B 낙상 위험 사정

:: 과거력

내재성 · 외재성 요인을 파악하기 위해서 과거 낙상 상태와 낙상 위험과 관련이 있는 상태에 대하여 검토한다.

:: 약물 검토

최근 약물 변화와 낙상 위험과 관련이 있는 약물의 사용을 기록한다.

:: 신체검진

- 체위에 따른 활력징후
- 정신상태
- 감각상태(시력, 청력)
- 신경학적 상태(근 긴장도, 진전, 근력, 고유수용성 감각)
- 근골격계 상태(관절가동범위, 관절 변형, 발)
- 이동성("Get-Up and Go Go Test" 또는 "Go Go" test)

:: 집중된 진단 검사 평가

(예: CBC, 전해질, 심전도, 약물 수준, 두부 CT나 MRI)

Appendix C 낙상하기 쉬운 노인에 대한 정보수집

1. 고령
   - 70세 이상은 위험함
   - 85세 이상은 위험이 가장 높음

2. 정신상태 변화
   - 섬망/치매
   - 간헐적 혼란상태가 가장 큰 위험임

3. 심리사회적 또는 정서적 상태 변화
   - 불안
   - 공격성
   - 우울
   - 손상 부정

4. 실제적 혹은 잠재적 실금
   - 독립적으로 변기를 사용하면서 실금이 있을 때 위험이 가장 큼

5. 재배치
   - 새로운 입원
   - 시설 내 재배치(예: 병실, 병동, 층의 변화)

6. 낙상 과거력
   - 지난 6개월 동안 1~2회 낙상이 발생했다면 위험이 존재함
   - 여러 번의 낙상 과거력이 가장 높은 위험성을 나타냄

7. 쇠약이나 허약감

8. 의자에 갇힘

9. 시각장애

10. 체위성 저혈압
    - 누워 있을 때와 서 있을 때 측정한 수축기 혈압이 20 mmHg 이상 차이가 있음

11. 균형이나 걸음걸이의 변화

12. 약물

    마취제, 항우울제, 항히스타민제, 향정신성 약물, 항경련제, 벤조다이아제핀, 심장약, 하제, 혈당강하제, 마약성 약물

Appendix D 낙상위험 사정을 위한 사례 예시

- 대상자: Rebecca Simpson
- 나이: 89세
- 문제: 잦은 낙상

1. 건강 상태

과거력

- 경증에서 중간 정도의 인지손상
- 골관절염
- 15년 전 양측 백내장 수술

최근 건강문제

- 혈압 상승으로 최근 10:00 am에 hydrochlorothiazide 복용

신체 사정

- 특히 아침에 고관절, 무릎, 손가락에 통증과 뻣뻣함
- 구부정한 자세
- 무릎과 고관절의 관절가동범위 손상
- 특히 오후와 밤에 안경 없이는 보는 것이 어려움
- 경증의 청력 손실(보청기 착용하지 않음)
- 발의 비정상(건막류, 굳은살, 몇 개의 티눈, 두껍고 긴 발톱)
- 양측성 사두근의 약화

2. 정신 상태

- 단기 기억 장애
- 제한된 주의집중 시간
- 오후와 밤 동안 악화되는 혼돈

3. 기능 상태

- 통증, 불편감, 다리의 약화로 아침에 침대 밖 이동 시 도움이 필요함
- 보행 시 워커 사용(관찰이 필요함)
- 모닝케어를 위해 목욕실 이동 시 도움이 필요함(세면기 앞에 앉혀지면 스스로 씻음)
- 욕조나 샤워실을 사용할 때 도움이 필요함
- 옷을 입는 데 약간의 도움이 필요함
- 상태가 호전되면 독립적으로 화장실에 갈 수 있음
- 스스로 식사함

4. 사회적 상태

- 20년간 미망인
- 자녀 없음
- 일주일에 한 번씩 조카 방문
- 은퇴한 초등학교 교사(46년간 2학년을 가르침)
- 사람과 어울리는 것을 즐기며, 특히 자신의 방과 가까운 방에 있는 Mr. scott와 함께 있는 것을 즐김

5. 환경

대상자의 방

- 밤에 흐릿한 조명
- 바닥에 카펫을 깔지 않음

- 밤에 침대가 올려져 있는 상태로 자주 발견됨

화장실

- 표준 크기와 높이의 변기
- 손잡이 이용 가능
- 변기 가까이 있는 세면기

휴게실/활동실

- 다양한 높이와 디자인의 의자가 이용 가능함
- 낮 동안 밝은 햇살로 눈부심이 자주 발생
- 소음 수준이 다양함

복도

- 바닥 표면에 카펫이 깔려 있지 않고, 깨끗하며 광이 남
- 난간손잡이가 있음

위의 사례는 위험요인과 개별화된 간호계획개발에 대한 토의를 할 때 행동일지(Appendix E)와 함께 사용할 수 있다.

Appendix E 행동일지

특정행동: 침대와 의자에서 잦은 낙상

대상자 이름: Rebecca Simpson 호실#: 123

날짜	정확한 시간	어떤 일이 일어났는가?	어디서?	다른 누가 있었는가?	행동을 촉발한 어떤 일이 대상자의 내면에서 발생할 수 있는가?	행동을 촉발한 어떤 일이 대상자의 외부에서 발생할 수 있는가?	어떤 중재가 대상자에게 도움이 되었고, 도움을 줄 수 있는가?
1/20/97	1:00 AM	침대 옆 바닥에서 발견됨	침실	아무도 없었음	• 소변을 보기 위해 화장실에 가려고 함 • "발이 미끄러졌어." • "침대가 미끄러졌지." • 시력이 좋지 않음 • 도움을 요청하지 않음	• 침상 난간이 올려져 있음(최대 길이) • 침대가 높게 올려져 있음	• 침대를 낮춤 • 침대 바퀴를 고정함 • 침대 옆 바닥에 미끄럼 방지 접착 띠 • 야간 조명 • 손이 닿을 수 있는 곳에 위치한 호출벨 • 침대 알람(필요 시) • 7A1/20/97 대상자가 "미끄럼 방지 띠가 도움이 된다"고 말함
1/25/97	11:30 AM	커다란 녹색 휴게실 의자에서 일어서면서 넘어짐	활동실	입소자: PA & RS-두 사람 모두 텔레비전을 보고 있었음 간호조무사 TC-RS에게 말을 하고 있었음	• 의자에서 일어서기 어려움: "균형을 잃고 힘이 빠짐을 느낌"	• 녹색 휴게실 의자가 너무 낮음	• 운동 강화를 위한 물리치료 • 일어서기 알맞은 높이의 작은 붉은색 휴게실 의자를 사용하도록 격려함 • 격려 및 포상이 있는 걷기 프로그램 • 2/1/97: 어려움 없이 대상자가 붉은색 의자에서 일어서는 것을 관찰함

Strumpf, N. E., & Evans, L. K. (1994–1998). *Maintaining restraint reduction in nursing homes* (1 RO1 AGO 8324). National Institute on Aging, Bethesda, MD.

CHAPTER 6

치료 방해하는 대상자 간호

Caring for the Person Who Interferes with Treatment

Reseanne Hanlon Rafter and Neville E. Strumpf

제6장의 목적은 다음과 같다.

1. 치료 방해 상황에서 돌봄 가이드라인을 기술한다.
2. 튜브영양과 카테터와 같은 침습적 치료를 최소로 줄이는 개별화된 간호 접근을 규명한다.

1 치료 방해

1 신체적 억제대를 사용하더라도 치료기구 제거는 흔히 발생한다. 이러한 제거는 정신 상태의 변화 혹은 단순하게 기구로 인한 불편함 때문에 일어날 수 있다. 신체적 억제대가 치료 방해 행위들을 예방할 수 없음에도 불구하고 억제대는 많은 치료상황에서 일상적으로 사용되고 있다:

1. 영양튜브: 비위관(nasogastric tube)과 위루형성술(gastrostomy/PEG)
2. 정맥 라인
3. 유치도뇨관
4. 산소요법
5. 상처드레싱
6. 인공호흡기
7. 모니터링 기구

2 치료 방해에 대해 다룰 때 윤리적 문제가 고려되어야 한다. 모든 성인에게는 의료와 치료 선택에 대한 그들의 의사를 물어보아야 하며, 관련 논의도 촉진될 필요가 있다(Perrin, 1997). 의사결정 능력이 명확하지 않는 경우에는 다학제팀이 의사결정 능력에 대한 자료를 수집하는 것이 도움이 된다. 자료가 수집된 후 의사결정 능력의 사정에서 다음 두 가지 유형의 오류를 줄여야 하는데, 자신의 치료과정에 대해 결정할 수 있는 사람의 자격을 오인하여 막거나, 타인의 의견으로 인해 해로운 영향을 입는 것으로부터 의사결정을 할 수 없는 사람을 보호하지 못하는 것이다(Mezey et al., 1997). 궁극적으로 치료에 대한 추천이나 선택은 잠재적인 이득과 가능한 위험에 대한 판단을 포함한다. 위험이나 이점에 대한 분석 시 해로움으로부터의 보호뿐만 아니라 개인의 선택과 안녕까지 고려해야만 한다(Reigle, 1996).

1 다양한 치료의 잠재적인 이점:

① 건강문제 치료

② 합병증 예방

③ 건강상태의 안정

④ 희망하고 바람직한 순간에 삶의 연장

⑤ 영양실조나 탈수 예방

⑥ 안위 증진

2 다양한 치료의 잠재적인 부담:

① 불편감

② 치료기구에 대한 집중과 관련된 비인간적인 간호

③ 존엄성에 대한 인식 저하

④ 고통과 임종의 불필요한 연장

⑤ 심각하거나 극심한 합병증 가능성

3 불필요하거나 원치 않는 치료의 필요성을 줄이는 치료적이면서 개별화된 접근을 고려하는 것이 중요하다. 치료와 관련된 개인적인 소망을 확인하고 가능한 범위까지 존중해주어야 한다. 침습적인 치료가 필요한 상황이라면 적어도 단기간이어야 하고, 필요로 하는 치료 방해를 줄이고 안위를 증진하는 접근이 필요하다.

2 침습적 치료를 포함한 다양한 치료를 받고 있는 환자의 개별화된 간호에 대한 일반적 가이드라인(Appendix A)

1 가장 최소한의 침습적 치료를 택한다.

1. 치료방법의 선택은 의료팀, 노인대상자, 가족구성원을 포함한 협력적 결정이어야 한다.
2. 침습적 치료에 대한 동의서(노인 대상자에게 받는 것이 우선임)를 반드시 받아야 하며, 명확하게 기록으로 남겨야 한다.
3. 치료의 이점과 어려움들을 노인 대상자, 가족, 기록을 검토하는 사람에게 분명하게 설명해야만 한다.

2 사용되는 치료와 기술을 설명한다.

1. 노인대상자와의 면담은 치료와 목적에 대한 지식 부족을 보여준다:
   ① "내가 왜 이 튜브를 하고 있는지, 얼마 동안 하고 있어야 하는지를 아무도 설명해 주지 않았어."
   ② "나에게 어떤 일이 벌어지고 있는지 설명해줄 누군가라도 만약 있었다면."
2. 반복해서 자주 설명해야 할 필요가 있을 수 있다.

3 안내가 제공되는 탐색(guided exploration)의 시간을 준다.

1. 탐색(적절한 곳에 거울의 도움을 받는 것 포함)은 직원에 의해서 주의깊게 안내되고(예: 튜브, 드레싱을 접근해서 만져보게 함), 치료에 대한 적절한 정보를 덧붙여야 한다.

2 치료기구에 친숙해지는 것이 효과적이기 위해서는 빈번한 강화가 필요할 수 있다.

4 개인의 안위 수준을 기록한다.

1 불편감이 치료 방해의 주요 원인일 수 있으며, 특히 섬망, 치매, 뇌병변이 있는 경우 치료에 대한 합리적인 이유를 이해하는 데 방해가 될 수 있다.

2 의식 수준이 달라진 대상자의 경우 치료 방해는 전적으로 이질적인(편안하지 않을 수 있는) 치료기구에 대한 반사적인 행동일 수 있다.

5 자주 재사정하고 침습적인 치료를 가능한 한 빨리 중단한다.

1 치료에 대한 개인의 요구와 반응의 지속적인 사정은 필수적이다.

2 치료를 중단하는 가능한 이유:

① 문제가 나아지거나 해결됨.

② 치료의 이점이 어려움보다 더 크지 않음.

- 치료에도 불구하고 개인의 상태가 더 이상 향상될 수 없음(예: 불가역적인 말기 상태). 치료 방해는 개인이 치료 중단을 원하는 비언어적 표시일 수 있다.
- 대상자는 계속적인 치료로 인해 자신의 삶의 질이 손상됨을 지각한다.

3 치료 중단 결정을 의료기록에 분명하게 기록하여야 한다.

6 억제대는 "마지막 수단"임을 고려하고 제1장의 Appendix B 표준을 준수한다.

3 치료 방해적인 대상자에게 개별화된 간호 제공하기(Appendix B)

1 처방된 치료의 이유를 설명한다. 만약 가능하면 그 치료가 얼마나 오래 필요한지 논의한 후 질문에 대답한다. 필요에 따라 설명을 자주 강화하도록 한다. 재사정이나 치료 중단을 위해 치료의 단기적 시도에 대한 동의를 얻는다.

2 대상자가 부드럽게 튜브, 드레싱 등을 살펴보도록 손길을 안내한다. 필요에 따라 안내제공 탐색을 반복한다.

1. 튜브: 튜브가 어디로 들어가고 어디에서 나오는가? 대상자의 손을 삽입 부위나 드레싱 부위에서 배액 주머니나 다른 기구로 이끈다.

2. 정맥/지속적 튜브영양: 침대 위나 침대 옆에 매달려 있는 병이나 주머니를 가리키고, 펌프기구와 알람의 작동을 설명하거나 시범을 보인다. 도움이 된다면 거울을 사용한다.

3. 기관내관/기관절개관: 어떻게 고정되어 있는가? 튜브홀더나 기관 매듭 주변을 손으로 안내한다. 기관 드레싱의 견본을 보여준다. 기관(기도) 내에 남아있는 부풀린 커프의 역할을 설명한다. 튜브들이 어디에 연결되어 있는가? 기관내관이나 기관과 연결이 되어 있는 튜브를 가리키고, 튜브를 따라 인공호흡기나 산소가 나오는 곳을 따라간다. 인공호흡기의 알람과 소리를 들려준다.

3 자극을 최소화하는 튜브의 위치로 신체적 안위를 보장한다.

1. 영양관(비위관이나 위루관)

① 영양관 위치의 적절성을 확인한다.

② 영양관 부위를 매일 검사하고 간호한다. 피부 자극이나 감염이 있으면 치료한다.

③ 매 근무번 및 필요 시마다 구강 및 비강 간호를 제공한다.

④ 관 영양과 관련된 설사 여부를 사정하고 치료한다.

- 청결을 유지한다.
- 처방된 영양의 종류와 양에 관련하여 영양사, 의사에게 자문을 구한다.

⑤ 가능할 때마다 구강 섭취를 계속한다. 치료에 대한 계속적인 요구를 주기적으로 재사정한다.

⑥ 비위관을 안정적이고 확실하게 고정하기 위해 튜브홀더를 사용한다.

2 정맥 라인

① 정맥요법 부위에 침윤, 자극이나 정맥염 및 감염(부종, 발적, 국소적 열감 및 냉감, 배액, 활력징후의 변화)의 증상이 있는지 점검한다.

② 매일 혹은 규정에 따라 정맥요법 부위를 간호한다.

③ 2시간마다 또는 필요에 따라 사지의 자세를 변경한다.

④ 1~2시간마다 관절가동범위 운동을 실시한다.

⑤ 가능한 한 구강 섭취를 계속하도록 하고, 치료의 지속 필요성을 주기적으로 재사정한다.

3 유치도뇨관과 배액관

① 관의 위치, 개방성, 그리고 적용 가능하다면 소독이나 폐쇄장치의 유지를 확인한다.

② 매일 또는 처방대로 삽입 부위를 검사하고 간호를 제공한다. 자극이나 감염(발적, 부종, 열감, 통증, 배액, 냄새)된 부위를 보고하고 치료한다.

③ 배액 주머니에 모인 배액의 특성을 관찰하고 그 결과를 보고한다(양, 색깔, 농도, 혼탁, 농, 혈액, 비정상적 냄새). 감염은 심한 불편감을 일으킬 수 있고 치료의 방해 가능성을 높일 수 있다.

4 산소기구

① 캐뉼라나 카테터의 위치와 개방성을 확인한다.

② 매 근무번과 필요 시마다 코와 입을 시진하고 간호한다.

③ 산소는 점막을 건조시키는 효과가 있어 점막이 쉽게 자극된다.

- 수용성 젤리를 콧구멍의 가장자리에 가볍게 발라준다.
- 만약 허용가능하다면 입의 건조를 완화하는 데 얼음조각이나 사탕이 도움이 될 수 있다.

④ 적절한 폐의 확장을 증진하기 위해 대상자가 반좌위로 있도록 한다.

⑤ 만약 허용된다면 진한 폐의 분비물을 묽게 하고 쉽게 기침할 수 있도록 물이나 다른 점액용해제의 섭취를 격려한다.

5 드레싱

① 오염된 드레싱은 필요에 따라 자주 교환한다.

② 자극이나 감염 증상을 기록하고 보고한다.

6 기관내관

① 편안함을 증진시키고 대상자가 관을 제거하는 것을 최소화하기 위해서(일반적인 접착테이프 대신) 튜브 홀더를 이용해 기관내관을 고정한다.

② 적절한 통증 조절을 제공한다.

③ 매 근무번과 필요할 때마다 구강 및 비강 간호를 실시한다.

④ 인공호흡기 배관 길이를 충분하게 하여 대상자에게 불편감을 초래하는 기관내관의 당겨짐이 없도록 한다.

⑤ 기관내관이 잡아당겨지는 것을 예방하기 위해 인공호흡기 튜브 걸이를 적절한 높이로 조정한다.

⑥ 기도를 깨끗하게 유지하고 기침/점액 덩어리와 관련된 불편감을 줄이기 위해 기관 내 흡인을 충분하게 해준다.

인공호흡기에 의존하는 대상자가 기관내관을 제거하는 것은 급성의료기관에서 일하는 임상가가 우려하는 부분이다. 그럼에도 불구하고 연구문헌들에 의하면 의도적인 대상자의 관 제거(self-extubation)가 실제로 발생하는 횟수는 적다(인공호흡기가 필요한 대상자의 2~13%). 대상자의 관 제거 후 합병증 비율 또한 낮고 자가 발관 관련 사망률은 1% 미만이다. 자가 발관 시 신체적 억제대를 하고 있는 대상자는 41~91%이다(참고문헌 목록의 많은 문헌들 참고).

7 기관절개관

① 안전하면서도 편안한 기관 매듭을 유지한다.

② 기관 매듭으로 인한 피부 자극을 예방한다.

③ 기관절개 누공 주위 피부 자극 및 점액 배액의 축적을 예방하기 위해 기관 드레싱 교환과 기관 간호를 충분히 자주 제공한다.

④ 인공호흡기나 T-piece와 연결되어 있다면 대상자의 편안함을 위해 배관의 적절한 길이와 신축성을 확보한다.

⑤ 인공호흡기와 연결되어 있다면 기관절개 부위가 잡아당겨지는 것을 예방하기 위해 인공호흡기 튜브걸이를 적절한 높이로 조정한다.

⑥ 기도청결 유지 및 분비물 축적을 막기 위해 적절한 흡인을 제공한다.

⑦ 필요 시 구강 간호를 제공한다.

⑧ 적절한 통증관리를 시행한다.

4 심리사회적 안위 보장을 도모

실제적 혹은 잠재적인 치료 방해의 모든 면에서 심리사회적 안위를 보장하는 것은 중요하다. 인공호흡기가 필요한 대상자에게 신체적 억제대 적용을 피하려 한다면 이러한 안위가 매우 중요하다.

대상자의 관 제거와 관련된 문헌에 따르면 연구 대상자 중 스스로 관을 제거한 사람의 절반에서 초조행동 및 안절부절못하는 상태가 나타났다. 인공호흡기 치료를 받는 대상자에게 적절하게 반응하고, 그들의 불안 및 공포를 다루는 것이 치료 방해를 예방할 주요 방법이다.

인공호흡기가 필요한 대상자는 위협적인 의료기구 및 낯설고 거슬리는 환경과 관련된 불안뿐만 아니라 숨쉴 수 없게 되거나 호흡 패턴을 스스로 조절할 수 없을 것 같은 충격적인 공포와 싸우게 된다. 간호제공자는 이러한 공포의 강도에 대해 알 필요가 있으며, 그러한 공포가 다양한 중재에 대한 대상자의 대처능력에 미치는 영향을 알 필요가 있다. 만일 대상자가 기구나 중재가 호흡을 방해하는 것으로 인식하면 그러한 방해로부터 자신을 보호하기 위해 몸부림칠 것이다. 새로 삽관된 대상자가 기관내관과 인공호흡기에 저항하지 않고 잘 적응할 수 있도록 돕는 데는 시간이 걸리며 인내가 필요하다. 입이나 목, 또는 코에 있는 이물질을 견디는 법을 배우는 것은 많은 교육 및 실질적 신뢰가 필요하다. 폐 안팎으로 공기를 밀어 넣고 내보내는 기계를 수용한다는 것은 신체적·정서적으로 어려운 일이다. 이러한 과정 동안 불안을 낮추기 위해서는 간호제공자의 계속적인 지지, 교육 및 인내가 필요하다.

1 기관내관과 기관절개관

① 대상자와 그 가족에게 모든 기구를 설명한다(기관내관, Ambu Bag, 인공호흡기, 흡인기구 등).

② 모든 절차를 설명한다(흡인, 흉부물리요법 등).

③ 가능할 때 안내제공 탐색을 제공한다.

④ 진정제는 신중히 투여한다.

⑤ 대상자와의 효과적인 의사소통을 위해 보조기를 제공한다(보청기, 안경, 의사소통 보드판, 필기용 테이블 등).

⑥ 스트레스가 많은 치료는 가능한 한 대상자가 견딜 만하도록 만든다.

⑦ 호출버튼을 손 가까이에 두어서 대상자가 도움과 관심을 얻는 데 있어서 안전함을 느끼도록 한다.

⑧ 환경적 자극(소음, 조명 등)을 가능한 한 줄인다.

⑨ 다인병실에서는 정신적 충격을 줄 수 있는 주변 사건에 커튼을 쳐서 언짢고 불안하게 만드는 일에 노출되는 것을 방지하도록 한다.

⑩ 악취가 나는 물건이나 물질을 환경으로부터 가능한 한 빨리 제거한다.

⑪ 달력, 손목시계, 벽시계와 같은 현실적 단서를 제공한다.

⑫ 외로움과 고립감을 줄이기 위해 가족과 친구들이 침상 옆(합리적일 때)에 머물도록 격려한다(침상 옆에 타인이 머무는 것은 신체적 억제대에 의존하지 않고도 치료 방해를 예방하는 데 도움이 될 수 있다).

⑬ 간호계획을 세울 때 대상자의 가족 및 중요한 사람들을 포함시킨다.

⑭ 진정되고 조용한 음악을 들려준다. 필요 시 헤드셋을 사용한다.

⑮ 기분이 전환되는 활동을 제공한다(오디오 책, 라디오, TV 프로그램, 또는 책 읽어주기).

⑯ 대상자가 원한다면 성직자의 방문을 돕는다. 죽음과 죽어가는 것에 대한 두려움을 이해하며 다른 영적 욕구가 충족될 수 있다.

⑰ 차분하고 조용하며 부드러운 목소리 톤을 유지한다. 대상자를 돌볼 때 부드러운 접촉과 움직임을 사용한다.

⑱ 원한다면 가족사진, 작은 개인적 기념품이나 종교적 물건을 가지고 있도록 격려하여 환경을 좀 더 친숙하고 편안하도록 만든다.

⑲ 간호계획을 세울 때 대상자를 포함시키고, 대상자가 가능한 한 많이 참여하도록 격려한다.

⑳ 인공호흡기를 제거하기 위한 과정을 성공적으로 시작할 수 있을 때까지 적응시킨다.

5 치료 부위를 가리고 적절하게 유지하기

1 영양관(gastrostomy/PEG tubes)

복대(너무 꽉 조이지 않는), 몸에 꼭 맞는 속옷, 머리부터 입는 긴 웃옷 또는 스판덱스 셔츠 등을 고려한다.

2 정맥 라인

① 보호용 긴 소매, 스포츠 손목밴드, 느슨한 거즈, 팔 토시의 적용을 고려한다. 문제를 사정하기 위해서 커버된 부위의 안쪽을 정기적으로 열어서 살펴본다.

② 팔꿈치가 구부러지는 것을 막기 위한 공기부목이나 손장갑, 벙어리장갑, 양말의 단기간 사용, 손가락 신전기구(digit extenders)의 단기사용이 적절할 수 있다.

3 유치도뇨관/배액관은 다음의 것으로 가릴 수 있다:

① 속옷

② 느슨한 바인더(유치도뇨관에는 적합하지 않음)

③ 입고 벗기 편한 셔츠나 스웨터

4 드레싱: 가능하면 겉옷으로 가리는 것을 고려한다.

6 적절한 기분전환활동 제공

이용할 수 있는 기분전환 활동의 유형은 임상 환경, 대상자의 능력, 레크리에이션 및 활동 인력의 이용 가능성에 영향을 받을 것이다. 직원, 보조원, 자원봉사자뿐만 아니라 가족구성원과 친구가 기분전환 활동을 도울 수 있다. 기분전환 활동의 예는 다음과 같다:

1. 음악(헤드셋 사용을 고려한다)
2. 책, 잡지, 오디오테이프
3. 종교적 물건, 허그 베개, 스펀지 볼이나 봉제 동물인형 같은 손에 쥘 수 있는 물건
4. 대화 나누기
5. 가족, 친구 및 자원봉사자에 의해 제공되는 정기적인 대화나 책 읽기

7 적절한 활동 프로그램에 참여를 격려한다.

공식적인 활동 프로그램 및 레크리에이션, 활동 프로그램의 직원이 있는 시설에서 기분전환 활동으로 추가 선택사항이 가능하다.

1. 그룹토의
2. 그룹 회상요법
3. 노래교실

특정 치료는 활동 프로그램 참여를 제한함을 주의한다(예: 정맥 라인은 운동 집단의 참여를 방해할 수 있다). 그러나 활동이 다양해지면 대상자는 상황에 적합한 활동에 참여하도록 도움을 받고 격려되어야 한다. 레크리에이션 및 활동 프로그램 직원은 실제적 혹은 잠재적인 치료 방해에 대한 간호계획을 세우는 데 기여하여야 한다.

8 간호 계획에서 노인과 그 가족을 교육하고 참여시킨다.

9 계속적인 치료에 대한 대상자의 욕구를 정기적으로 재사정하고 치료를 가능한 한 빨리 중단한다.

10 치료의 수용이나 거절에 영향을 미칠 수 있는 정신상태의 가역적 변화를 사정하고 즉시 치료한다.

1. 만성 상태의 급성 악화
2. 약물
3. 급성질환, 감염 등

11 중재가 성공적이지 못할 때는 치료 방해를 막기 위해서 가장 제한적이지 않은 방법을 선택하고 가능한 한 빨리 중단한다.

1. 정원용 장갑
2. 스키 벙어리장갑
3. 다른 손 장갑
4. 공기 부목
5. 손가락 신전기구

4 실제적이거나 잠재적인 치료 방해를 다룰 때 신체적 억제대가 아닌 다른 중재를 이용하기. 예방적인 접근은 다음과 같다:

1 문제의 조기 발견

1 방법: 계속적인 개별화된 사정

2 중요한 관찰:

- 기본적 신체적 욕구가 적절하게 충족되었는가?
  (예: 음식, 물, 활동, 휴식 등에 대한 욕구)
- 최근 신체 상태의 변화가 있었는가?
- 심리적 · 사회적 · 정서적 욕구가 충족되고 있는가?
- 최근 행동 변화가 있었는가?

2 조기 진단

1 방법: 행동 변화를 조사하고 이해한다(모든 행동은 의미가 있음을 기억해야 한다). 행동일지 작성이 도움이 될 수 있다.

2 중요한 사정 분야:

① 신체적 건강과 기능 상태

② 심리사회적 또는 정신적/정서적 상태

③ 환경 상태

3 특정 문제에 대한 개별화된 간호– 아래의 4~7 참조

4 수분 섭취 제한 사례에서의 개별화된 접근(Appendix C 참고)

1 조기 발견–다음 상태를 관찰한다:

① 피부긴장도 감소

② 건조한 점막

③ 소변량 감소

④ 정신상태 변화

⑤ 기초 활력징후 변화

⑥ 배변의 특성 변화(예: 묽거나 딱딱함)

⑦ 혈액학적 검사의 비정상 수치

2 기타 고려사항:

① 수분에 접근이나 획득이 어려운가?

② 수분섭취를 싫어하는가?

③ 갈증을 말하거나 표현하는 것이 어려운가?

④ 카페인이 든 음료를 많이 마시는가?

⑤ 약물 부작용이나 다른 작용이 있는가?

⑥ 의학적 문제가 있는가?

3 조기 중재–예:

① 금기가 아니라면 24시간 동안 적어도 1,500ml를 섭취하도록 한다.

② 갈증을 호소할 때까지 기다리지 않는다. 왜냐면 갈증 호소는 노인에게서는 탈수의 말기증상일 수 있다.

③ 대상자의 기호, 연하능력, 식이 제한을 바탕으로 물, 과일주스, 젤로, 커스터드/푸딩, 아이스크림 같은 다양한 수분을 알맞은 온도로 제공한다.

④ 카페인이 함유된 커피나 다른 음료를 마시는 것을 모니터하거나 제한한다. 카페인은 이뇨작용을 하므로 추가적인 수분 섭취가 필요할 수 있다.

⑤ 오후와 저녁 간식과 함께 제공하는 수분을 포함하여 수분을 자주(매시간) 제공한다.

⑥ 식사와 약을 복용할 때 더 큰 물컵을 제공한다.

⑦ 쉽게 잡을 수 있는 컵, 유리잔, 물통을 제공한다. 필요 시 도움을 제공한다.

⑧ 식사 후 구강 간호를 제공한다.

⑨ 약물을 검토한다: 수분 손실을 가져올 수 있는 약물에 주의한다.

⑩ 열이 나거나 땀을 흘리거나 설사를 했다면 수분을 보충해준다.

⑪ 대상자와 그 가족에게 매일 특정 양과 유형의 수분을 섭취하도록 교육한다.

5 영양 섭취 제한 사례의 개별화된 접근(Appendix D 참고)

1 조기 발견-다음을 관찰한다:

① 하루에 50% 또는 두 끼니 이상 식사의 지속적 거부

② 최근의 체중 감소

③ 바람직한 체중의 80% 미만인 체중

④ 생화학적 변화

- 헤모글로빈 남성 < 12g/dl, 여성 < 10g/dl
- 혈중 알부민 < 200mg/dl
- 총 림프구 수 < 800
- 혈중 트랜스페린 < 30g/dl

2 다른 고려사항:

① 치아의 상실이나 좋지 않은 상태

② 불량한 구강 간호

③ 비활동성

④ 부동

⑤ 심리사회적 또는 정서적 상태:

- 새로운 입원
- 제한된 사회화나 동반자 관계
- 우울
- 실금(낮은 자존감과 당혹스러움이 동반됨)

⑥ 약물 부작용이나 기타 작용

⑦ 식사를 마치는 데 시간이 더 필요하거나 식사 시 도움의 필요성

⑧ 의학적 문제

⑨ 연하곤란

3 조기 중재-예:

① 치과의사에게 자문을 받는다.

② 필요할 때마다 매 식사 전 구강 간호를 실시한다.

③ 식사 전 15~30분에 화장실에 갈 수 있는 기회를 제공한다.

④ 사교적 활동을 장려하기 위해 매 식사 시 식당으로 안내한다.

⑤ 식당에서 대상자가 앉고 싶어 하는 형태로 자리를 잡는다.

⑥ 천천히 먹는 대상자에게는 식사시간을 더 길게 제공하기 위해서 맨 처음 또는 일찍 음식을 제공한다.

⑦ 필요하다면 음식을 씹을 충분한 시간을 허용하면서 식사를 돕는다.

⑧ 적어도 매일 하나의 활동 프로그램에 참여하도록 격려한다.

⑨ 상완을 가볍게 터치하며 부드러운 언어로 먹는 것을 상기시켜 섭취를 격려한다.

6 연하곤란 사례에서의 개별화된 접근(Donahue, 1990)(Appendix E 참고)

1 조기 발견–다음을 관찰한다:

① 음식물을 삼킬 때 목 근육의 수직적 움직임

② 양 볼에 음식물을 가득 채움

③ 침 흘림

④ 기침이나 헛기침 위한 노력, 특히 연하 후

⑤ 기침을 하지 않거나 약한 기침

⑥ 연하 후 코로 액체가 새어나옴

⑦ 구개 반사가 없거나 약함

2 다른 고려사항:

① 부적절한 자세

② 의학적 문제:

- 뇌졸중
- 두부 손상
- 암(인후, 식도, 폐 등)
- 신경 · 근육 질환

3 조기 중재 – 예:

① 필요에 따라 전문가에게 상담한다(예: 재활전문의, 언어치료사 등).

② 특히 새로운 대상자가 식사할 때 연하곤란이 있는지 확인하기 위해(적어도 3회) 식사를 감독한다.

③ 질식에 대비한다:

- 질식 대상자 관리(Heimlich maneuver)
- 흡인장치
- 휴대용 산소

④ 적절한 자세:

- 몸을 바로 세워 앉는다.
- 상체를 약간 앞으로 기댄다.
- 머리를 앞쪽으로 구부린다.

⑤ 음식을 손상 받지 않은 정상 혀 쪽으로 넣는다(만약 가능하다면). 혀 위에서 부드럽게 누르고 숟가락을 앞뒤로 움직여본다(혀 위로 음식을 넣는 것을 돕는다).

⑥ 단계적인 안내와 시범을 제공한다:

- 입을 벌린다.
- 혀 위에서 음식을 느끼도록 허용한다.
- 음식을 맛본다.
- 씹는다.
- 혀를 입천장까지 올린다.
- 입술을 꽉 다문다(대상자가 할 수 있도록 하거나 가르친다).
- 턱을 내린다.
- 삼킨다(연하반사 자극을 돕기 위해 손상 받은 쪽의 목을 약간 마사지하는 것이 도움이 될 수 있다).
- 다시 삼킨다(이는 목에서 음식을 완전히 없애는 것을 격려한다).
- 이완한다.

⑦ 시간을 갖는다. 삼킨 후 몇 초 동안 대상자가 말을 하지 않도록 한다(말하는 것은 흡인 위험을 초래한다).

- 앉는다.

• 충분한 시간이 있음을 전달한다.

⑧ 음식이 꽉 차 있는 것이 문제라면 입에서 음식을 빼내기 위해(대상자나 간호제공자의) 손가락을 이용한다.

⑨ 액체, 특히 맑은 액체나 유동액을 줄 때 주의 깊게 제공한다(삼키기 더 어려울 수 있다).

⑩ 섭취 후 적어도 15분 동안 앉은 자세를 유지한다.

7 요실금 사례에서의 개별화된 간호(Appendix F 참고)

1 조기 발견-다음을 관찰한다:

① 화장실에 갈 때까지 소변을 참기가 어렵거나 침상 옆 소변 기구를 사용한다.

② 침대, 의자, 바닥, 옷이 소변으로 더렵혀졌다.

2 기타 고려사항:

① 요로감염

② 분변매복

③ 화장실이나 변기의자까지의 먼 거리

④ 이동성 문제

⑤ 옷을 다루지 못함

⑥ 수분 부족

⑦ 의식 상태 변화

⑧ 약물 부작용이나 다른 상호작용

⑨ 의학적 문제:

- 폐쇄
- 신경계 장애
- 근육 문제

3 조기 중재－예:

① 근본적인 문제와 가역적 건강 문제를 치료한다.

② 변기, 변기의자, 대변기나 소변기 사용을 위한 일정을 세운다.

③ 가능하다면 약물이나 투약 시간을 재사정하고 조절한다.

④ 화장실 문에 라벨을 붙인다.

⑤ 화장실까지의 거리를 줄인다.

⑥ 가족에게 의복적응에 대해 묻는다.

⑦ 근육 강화 운동과 관련된 물리치료 자문을 받는다.

⑧ 수분섭취를 격려한다.

⑨ 요실금 평가나 골반저운동을 위한 자문을 받도록 한다.

5 행동일지를 활용한 사례 연구(Appendix G~K 참고)

6 요약

치료를 방해하는 대상자에 대한 간호는 어떠한 임상 현장에서도 어려운 일이다. 치료의 위험 대비 이득에 대한 판단은 임상적 의사결정 과정 초기에 이루어져야 한다. 개별화된 접근의 활용은 억제대 비사용 케어를 증진할 수 있다. 잠재적으로 고통스러운 치료가 필요할 때 임상적 가이드라인과 간호 접근법의 통합은 억제대의 사용을 없앨 수 있을 것이다. 치료 방해를 다룰 때 기억할 요점은 다음과 같다:

① 치료 방해는 다양한 원인으로 생긴다. 주의 깊은 문제 사정이 필수적이다.

② 치료와 기구의 유지와 관련된 어려운 질문에 대한 쉬운 해답은 없다. 모든 대상자를 개별적으로 고려해야 한다.

③ 치료 유지를 촉진할 중재를 적용할 수 있다. 이러한 중재들은 다음에 근거한다:

ⓐ 개별화된 간호

ⓑ 신체적 · 심리사회적 편안함에 대한 관심

ⓒ 근원적 문제의 즉각적인 치료

④ 치료결정에 관한 개인의 사전의료지향서(advance directives)에 대한 지식이 매우 도움이 된다. 치료에 대한 개인의 선호를 확인할 때 그러한 치료를 유지하기 위한 신체적 억제대에 대해서도 의논해야 한다.

:: Bibliography

Adams, F, (1988). Fluid intake: How much do elders drink? *Geriatric Nursing, 9,* 218–220.

Barclay, B. A., & Litchford, M. D. (1991). Incidence of nasoduodenal tube occlusion and patient removal of tubes: A prospective study. *Journal of the American Dietetic Association, 91,* 220–222.

Barr, W. J. (1996). Do restraints really protect intubated patients? *American Journal of Nursing, 96*(6), 51,

Bizek, K. (1995). Optimizing sedation in critically ill, mechanically ventilated patients. *Critical Care Nursing Clinics of North America, 7,* 315–325.

Bizek, K., Freeman, L., Natale, P., & Kruse, J. (1991). Factors influencing unplanned extubations in the intensive care unit.[Abstract], *Heart and Lung, 20*(4), 24A.

Brown, R., Grau, P., & Touleimat, B. (1992). Unplanned extubation in a community hospital.[Abstract]. *CHEST, 102*(2), 183S.

Ciocon, J. 0., Silverstone, F. A., Graver, M., & Foley, C. J. (1988). Tube feedings in elderly patients: indications, benefits, and complications. *Archives of Internal Medicine, 148,* 429–433.

Ciocon, J. 0., Galindo-Ciocon, D. J., Thiessen, C., & Galindo, D. (1992). Comparison of intermittent vs. continuous tube feeding among the elderly. *Journal of Parenteral Enteral Nutrition, 16,* 525–528.

Cooper, M. C. (1993). The intersection of technology and care in the ICU. *Advances in Nursing Science, 15*(3), 23–32.

Cooper, M. C. (1994). Care: Antidote for nurses' love-hate relationship with technology. American *Journal of Critical Care, 3,* 402–403.

Coppolo, D. P., & May, J. L (1990). Self-extubations : A 12-month experience. *CHEST, 105,* 1804–1807.

Creditor, M. C. (1993). Hazards of hospitalization of the elderly. *Annals of Internal Medicine, 118,* 219–223.

Donahue, P. (1990). When it's hard to swallow: Feeding techniques for dysphagia management. *Journal of Gerontological Nursing, 16*(4), 6–9.

Eaton, M., Mitchell-Bortair, I. L., & Iriedman, E. (1986). The effect of touch on nutritional intake of chronic organic brain syndrome patients. *Journal of Gerontology, 4,* 611–616.

Eberts, M., & Taggart, J. (1991). Unplanned endotracheal extubation: incidence and contributing factors. (Abstract]. *Heart and Lung, 20*(4), 23A.

Editorial. (1989). Understanding the benefits and burdens of tube feedings. *Archives of Internal Medicine, 149,* 1925–1926.

Ellstrom, K., Brenner, M., & Williams, J. (1991). Incidence and factors related to unplanned extubation in the intensive care unit. [Abstract]. *Heart and Lung, 20*(4), 23A.

:: Bibliography

Evans, L. K., & Strumpf, N. E, (1989). Tying down the elderly: A review of the literature on physical restraint use. *Journal of the American Geriatric Society, 37,* 65–74.

Evans, L. K., Strumpf, N. E., & Williams, C. C. (1992). Limiting the use of physical restraints: a prerequisite to independent function. In E. Calkins, A. Ford, & P. Katz (Eds.), *The practice of geriatrics* (pp. 204–210). (2nd ed.) Philadelphia: W. B. Saunders Co.

Fleming, C. (1992). The patient who refused to be fed. In G. B. White (Ed.), Ethical dilemmas in *contemporary nursing practice* (pp. 1–12). Washington, DC: American Nurses Publishing.

Fletcher, K., (1996). Use of restraints in the elderly. *AACN Clinical Issues, 7*(4), 611–620.

Fowler, M. (1990). Reflections on ethics consultation in critical care settings. *Critical Care Nursing Clinics of North America, 2*(3) 431–435.

Frengley, J. D., & Mion, L. C. (1986). Incidence of physical restraints on acute general medical wards. *Journal of the American Geriatric Society, 34,* 565–568.

Galindo–Ciocon, D. J. (1993). Tube feeding: Complications among the elderly. *Journal of Gerontological Nursing, 19*(6), 17–22.

Gaspar, P. (1988). Fluid intake: What determines how much patients drink? *Geriatric Nursing,* 221–224.

Grad, A., & Jorgensen, S. (1990). A descriptive study of the incidence and factors related to unplanned extubations in critically ill adult medical patients. [Abstract]. *Heart and Lung, 19*(3), 306.

Grap, M. J., Glass, C., & Lindarnood, M. O. (1995). Factors related to unplanned extubation of endotracheal tubes. *Critical Care Nurse, 15*(2), 57–65.

Hall–Lord, M. L., Larsson, G., & Bostrom, I. (1994). Elderly patients' experiences of pain and distress in intensive care: a grounded theory study. *Intensive and Critical Care Nursing, 10,* 133–141.

Happ, M. E. (1998). A grounded theory study of treatment interference in critically ill older adults. Ann Arbor, MI: UMI Dissertation Services.

Hogstel, M., & Robinson, N. (1990). Feeding the frail elderly. *Journal of Gerontological Nursing, 15*(3), 16–20.

Holly, C. M. (1993). The ethical quandaries of acute care nursing practice. *Journal of Professional Nursing, 9*(2), 110–115.

Jablonski, R. S. (1994). The experience of being mechanically ventilated. *Qualitative Health Research, 4*(2), 186–207.

Jayamanne, D., Nandipati, R., & Patel, D. (1988), Self–extubation: a prospective study. *CHEST* [Suppl], 95, 3S.

Johns, J. L. (1996). Advance directives and opportunities for nurses. IMAGE: *Journal of Nursing Scholarship, 28*(2), 149–153.

:: Bibliography

Kanski, G. W., Janelli, L. ML, Jones, H. M., & Kennedy, M. C. (1996). Family reactions to restraints in an acute care setting. *Journal of Gerontological Nursing, 22*(6), 17–22.

Kayser–Jones, J. (1996). Mealtime in nursing homes: The importance of individualized care. *Journal of Gerontological Nursing, 22*(3), 26–31.

Kayser–Jones, J., & Schell, E. (1997). The mealtime experience of a cognitively impaired elder: Ineffective and effective strategies. *Journal of Gerontological Nursing, 23*(7), 33–39.

Listello, D. & Sessler, C. N. (1994). Unplanned extubation: clinical predictors for reintubation. *CHEST, 105*, 1496–1503.

Macpherson, D. S., Lofgren, R. P., Granieri, R., & Myllenbeck, S. (1990). Deciding to restrain medical patients. *Journal of the American Geriatrics Society, 38*, 516–520.

Mezey, M., Mitty, E., & Ramsey, G. (1997). Assessment of decision–making capacity, nursing's role. *Journal of Gerontological Nursing, 23*(3), 28–35.

Mion, L. (1996). Establishing alternatives to physical restraint in the acute care setting: A conceptual framework to assist nurses' decision–making. *AACN Clinical Issues*, 7(4), 592–602.

Michaelsson, E., Norberg, A., & Norberg, B. (1987). Feeding methods for demented patients in end stage of life. *Geriatric Nursing, 8*, 69–73.

Norberg, A., Norberg, B., & Bexell, G. (1980). Ethical problems in feeding patients with advanced dementia. *British Medical Journal, 281*, 847–848.

Ortiz–Praitt, J. (1995). Physical restraint of critically ill patients. *Critical Care Nursing Clinics of North America*, 7(2), 363–373.

Ouimet–Penin, K. (1997). Giving voice to the wishes of elders. *Journal of Gerontological Nursing, 23*(3), 18–27.

Perisi, A. J. (1994). Two–year study of the prevention of unintentional extubation. *Critical Care Nursing Quarterly, 17*(3), 35–39.

Perisi, A. J., Stuart, K., Kobe, E., & Stewart, W. (1990). Protocol for prevention of unintentional extubation. *Critical Care Nursing Quarterly, 12*(4), 87–90.

Porter, L. A. (1995). Procedural distress in critical care settings. *Critical Care Nursing Clinics of North America*, 7(2), 307–314.

Quill, T. (1989). Utilization of nasogastric feeding tubes in a group of chronically ill, elderly patients in a community hospital. *Archives of Internal Medicine, 149*, 1937–1941.

Reedy, D. (1988). Fluid intake: How can you prevent dehydration? *Geriatric Nursing*, 224–226.

Reigle, J. (1996). The ethics of physical restraints in critical care. *AACN Clinical Issues*, 7(4), 585–591.

Robbins, L. G., Boyko, E., Lane, J., Cooper, D., & Jahnigen, D. W. (1987). Binding the elderly: a prospective study of the use of mechanical restraints in an acute care hospital. *Journal of the American Geriatrics Society, 35*, 290–296.

:: Bibliography

Robinson, B. E., Sucholeiki, R., & Schocken, D. D. (1993). Sudden death and resisted mechanical restraint: A case report. *Journal of the American Geriatrics Society, 41,* 424–425.

Scherer, Y. K., Janelli, L. M., Wu, Y. B., & Kuhn, M. M. (1993). Restrained patients: An important issue for critical care nursing. *Heart & Lung, 22,* 77–83.

Seudal, I., Garner, C. V., & Kaye, W. (1992). Accidental extubation in the ICU. *CHEST, 102,* 184S.

Weaver, J. (1989), Denied more than his donuts. *American Journal of Nursing, 84*(10), 1273–1274.

Whelan, J., Simpson, S. Q., & Levy, H, (1994). Unplanned extubation; predictors of successful termination of mechanical ventilatory support. *CHEST, 105,* 1808–1812.

Wilkinson, P. (1992). The influence of high technology care on patients, their relatives and nurses. *Intensive and Critical Care Nursing, 8,* 194–198.

Wilson, E. B. (1996). Physical restraint of elderly patients in critical care. *Critical Care Nursing Clinics of North America, 8*(1), 61–70.

Appendix A 침습적 치료를 포함한 다양한 치료를 받는 대상자의 개별화된 간호를 위한 일반적 가이드라인

- 가능한 한 최소의 침습적인 치료를 선택한다.
- 사용되는 치료와 기술을 설명한다.
- 안내제공 탐색을 위한 시간을 준다.
- 개인의 안위 수준을 기록한다.
- 침습적인 치료를 자주 재사정하고 가능한 한 빨리 중단한다.
- 신체적 억제대는 "마지막 수단"으로 고려한다.

Appendix B 치료를 방해하는 대상자에 대한 개별화된 간호의 요약

1. 처방된 치료의 이유를 설명한다.

2. 대상자가 부드럽게 튜브, 드레싱 등을 살펴보도록 대상자의 손을 안내하고 필요에 따라 자주 이것을 반복한다. 적절하게 거울을 사용한다.

3. 자극을 최소화하는 튜브의 위치로 신체적 안위를 보장한다.

- **영양관(비위관이나 위루관):**
  - 영양튜브 위치의 적절성을 확인한다.
  - 튜브 부위를 매일 검사하고 간호한다; 피부 자극이나 감염이 있으면 치료한다.
  - 매 근무번 및 필요시마다 구강 및 비강 간호를 제공한다.
  - 튜브영양과 관련된 설사 여부를 사정하고 치료한다.
  - 가능할 때마다 구강 섭취를 계속한다; 치료에 대한 계속적인 요구를 주기적으로 재사정한다.
  - 비위관을 안정적이고 확실하게 고정하기 위해 튜브홀더를 사용한다.

- **정맥 라인:**
  - 정맥요법 부위를 정기적으로 관찰한다.
  - 매일 혹은 기관 내 규칙에 따라 정맥요법 부위를 간호한다.
  - 매 2시간 혹은 필요에 따라 사지의 자세를 변경한다.
  - 매 1~2시간 관절가동범위 운동을 실시한다.
  - 구강 섭취를 가능한 한 계속하고, 치료의 지속 필요성을 주기적으로 재사정한다.

- **유치 도뇨관과 배액관:**
  - 관의 위치, 개방성, 그리고 소독/청결을 확인한다.
  - 매일 또는 처방대로 삽입 부위를 검사하고 간호를 제공한다.
  - 배액의 특성을 관찰하고 그 결과를 보고한다.

- **산소 기구:**
  - 캐뉼라나 카테터의 위치와 개방성을 확인한다.
  - 매 근무번과 필요 시마다 코와 입을 시진하고 간호한다.
  - 점막에 쉽게 자극을 주는 산소의 건조 효과에 대응한다.
  - 대상자가 반좌위를 취하도록 한다.
  - 허용된다면 물이나 다른 점액용해제의 섭취를 격려한다.

- **드레싱:**
  - 오염된 드레싱은 필요에 따라 자주 교환한다.
  - 자극이나 감염 증상을 기록하고 보고한다.

- **기관내관:**
  - 튜브 홀더를 이용해 기관내관을 고정한다.
  - 적절한 통증 조절을 제공한다.
  - 구강 및 비강 간호를 실시한다.
  - 인공호흡기 튜브의 길이가 적절한지 확인한다.
  - 인공호흡기의 튜브 걸이대를 적절한 높이로 조절한다.
  - 적절한 기관 내 흡인을 확인한다.

- **기관절개관:**
  - 안전하면서도 편안한 기관 매듭을 유지한다.
  - 기관 매듭으로 인한 피부 자극을 예방한다.
  - 기관 드레싱 교환과 기관 간호를 충분히 자주 제공한다.
  - 인공호흡기나 T-piece와 연결되어 있다면 튜브의 적절한 길이와 신축성을 확보한다.
  - 인공호흡기와 연결되어 있다면 인공호흡기 튜브걸이를 적절한 높이로 조정한다.
  - 적절한 흡인을 제공한다.
  - 필요 시 구강 간호를 제공한다.
  - 적절한 통증관리를 시행한다.

4. 심리사회적 안위를 도모한다.

- **기관내관과 기관절개관:**
  - 대상자와 그 가족에게 모든 기구를 설명한다.
  - 모든 절차를 설명한다.
  - 정보제공 탐색을 가능한 한 허용한다.
  - 진정제는 신중히 투여한다.
  - 대상자와의 효과적인 의사소통을 위해 보조기를 제공한다.
  - 스트레스가 많은 치료는 가능한 한 대상자가 견딜 만하도록 만든다.
  - 호출버튼을 손 가까이에 놓아둔다.
  - 환경적 자극을 가능한 한 줄인다.
  - 정신적 충격을 줄 수 있는 침상 주변 장면의 목격을 제한한다.
  - 악취가 나는 물건이나 물질을 제거한다.
  - 현실적 단서를 제공한다.
  - 가족/중요한 사람들이 침상 옆(합리적일 때)에 머물도록 격려한다.
  - 간호계획을 세울 때 대상자의 가족/중요한 사람들을 포함시킨다.
  - 부드럽고 조용한 음악을 들려준다.
  - 가능하다면 기분이 전환되는 활동을 제공한다.
  - 대상자가 원할 때 성직자의 방문을 돕는다.
  - 차분하고 조용하며 부드러운 목소리 톤을 유지한다.
  - 부드러운 접촉과 움직임을 사용한다.
  - 환경을 가능한 한 개인의 기호에 맞춘다.
  - 간호계획을 세울 때 대상자를 포함시킨다.
  - 인공호흡기를 제거하기 위한 과정이 가능하도록 적응시킨다.

5. 치료 부위를 가리고 적절하게 유지하기

- **영양관(위루관/PEG관):** 복대(너무 꽉 조이지 않는)나 몸에 꼭 맞는 속옷, 머리부터 입는 긴 웃옷이나 스판덱스 셔츠 등을 고려한다.

- **정맥라인:**
  - 보호용 긴 소매나 손목 밴드를 고려한다.
  - 팔꿈치가 구부러지는 것을 막기 위한 공기 부목, 손에 글로브, 벙어리장갑, 양말을 단기간 사용한다.

- **유치도뇨관/배액관: 다음의 것으로 가릴 수 있다.**
  - 속옷
  - 느슨한 바인더(유치도뇨관에는 적합하지 않음)
  - 입고 벗기 편한 셔츠나 스웨터

- **드레싱**
  - 가능하면 겉옷으로 가린다.

6. 적절한 기분전환 활동과 활동 프로그램을 제공한다.

7. 간호 계획에 대상자/가족을 교육하고 참여시킨다.

8. 치료에 대한 욕구를 재사정하고 가능하면 치료를 빨리 중단한다.

9. 정신상태의 가역적 변화를 사정하고 즉시 치료한다.

10. 중재가 성공적이지 못할 때는 치료 방해를 막기 위해 가장 제한적이지 않은 방법(글러브, 벙어리장갑, 부목 등)을 선택하고, 가능한 한 빨리 중단한다.

Appendix C 수분 섭취 제한 사례에서의 개별화된 접근

조기발견-관찰사항	다른 고려사항	조기 중재-예
• 피부긴장도 감소 • 건조한 점막 • 소변량 감소 • 정신상태 변화 • 기초 활력징후 변화 • 배변의 특성 변화 • 혈액학적 검사의 비정상적 수치	• 수분에 접근이나 획득의 어려움 • 수분 섭취를 싫어함 • 갈증을 말하거나 표현하기 어려움 • 카페인이 든 음료를 많이 마심 • 약물 부작용이나 다른 작용 • 의학적 문제	• 금기가 아니라면 24시간 동안 적어도 1,500 ml를 섭취하도록 한다. • 갈증을 호소할 때까지 기다리지 않는다. • 기호와 상태에 따라 다양한 수분을 제공한다. • 카페인을 함유한 커피와 다른 음료를 모니터하거나 제한한다. • 수분을 자주(매 시간) 공급한다. • 식사와 약을 복용할 때 더 큰 물컵을 제공한다. • 쉽게 잡을 수 있는 컵, 유리잔과 물통을 주고 필요 시 도움을 제공한다. • 식사 후 구강 간호를 제공한다. • 수분 손실을 가져올 수 있는 약물을 검토한다. • 열이 나거나 땀을 흘리거나 설사를 하면 수분을 보충해준다. • 대상자과 그 가족에게 매일 특정 양과 유형의 수분을 섭취하도록 교육한다.

Appendix D 영양 섭취 제한 사례에서 개별화된 접근

조기발견－관찰사항	다른 고려사항	조기 중재－예
• 하루에 50% 혹은 2회 이상 식사의 지속적 거부 • 최근의 체중 감소 • 바람직한 체중의 80% 미만인 체중 • 생화학적 변화 　– 헤모글로빈 　　남성 < 12 g/dl 　　여성 < 10 g/dl 　– 혈중 알부민 　　< 200 mg/dl 　– 총 림프구수 　　< 800 　– 혈중 트랜스페린 　　< 30 g/dl	• 치아의 상실이나 좋지 않은 상태 • 불량한 구강 간호 • 비활동성 • 부동 • 심리사회적 또는 정서적 상태: 　– 새로운 입원 　– 제한된 사회화/동반자 관계 　– 우울 　– 낮은 자존감이나 당혹감을 동반한 실금 • 약물 부작용이나 다른 작용 • 식사를 마치는 데 시간이 더 필요하거나 도움이 필요 • 의학적 문제 • 연하곤란	• 치과의사에게 자문을 받는다. • 필요할 때마다 매 식사 전 구강 간호를 실시한다. • 식사 전 15～30분에 화장실에 갈 수 있는 기회를 제공한다. • 사교적 활동 장려를 위해 매 식사 시 식당으로 안내한다. • 식당에서 대상자가 앉고 싶어 하는 형태로 자리를 잡는다. • 천천히 먹는 대상자에게는 식사시간을 더 길게 제공하기 위해서 맨 처음 또는 일찍 음식을 제공한다. • 필요하다면 음식을 씹을 충분한 시간을 허용하면서 식사를 돕는다. • 적어도 매일 하나의 활동 프로그램에 참여하도록 격려한다. • 상완을 가볍게 터치하며 부드러운 언어로 먹는 것을 상기시켜 섭취를 격려한다.

Appendix E 연하곤란이 있는 사례에서 개별화된 접근

조기발견-관찰사항	다른 고려사항	조기 중재-예
• 음식물을 삼킬 때 목 근육의 수직적 움직임 • 양 볼에 음식물을 가득 채움 • 침 흘림 • 기침이나 헛기침 위한 노력, 특히 연하 후 • 기침을 하지 않거나 약한 기침 • 연하 후 코로 액체가 새어나옴 • 구개반사가 없거나 약함	• 부적절한 자세 • 의학적 문제 – 뇌졸중 – 두부 손상 – 암 – 신경계 또는 근육계 질환	• 필요에 따라 전문가에게 상담한다(예: 재활전문의, 언어치료사 등). • 특히 새로운 대상자가 식사할 때 연하곤란이 있는지 확인 하기 위해 적어도 3회 식사를 감독한다. • 질식에 대비한다: – 질식대상자 관리(Heimlich maneuver) – 흡인장치 – 휴대용 산소 • 적절한 자세: – 몸을 바로 세워 앉는다. – 상체를 약간 앞으로 기댄다. – 머리를 앞쪽으로 구부린다. • 음식을 손상 받지 않은 혀 쪽으로 넣는다(가능한 경우). 혀 위에서 부드럽게 누르고 숟가락을 앞뒤로 움직여 본다(혀 위에 음식을 놓도록 돕는다). • 단계적인 안내를 제공하고 시범을 보인다: – 입을 벌린다. – 혀 위에서 음식을 느끼도록 허용한다. – 음식을 맛본다. – 씹는다. – 혀를 입천장까지 올린다. – 입술을 꽉 다문다(대상자가 할 수 있도록 하거나 가르친다). – 턱을 아래로 내린다. – 삼킨다(연하반사 자극을 돕기 위해 손상 받은 쪽의 목을 약간 마사지하는 것이 도움이 될 수 있다). – 다시 삼킨다(이는 목에서 음식을 완전히 없애는 것을 격려한다). – 이완한다. • 시간을 갖는다. 삼킨 후 몇 초 동안 대상자가 말을 하지 않도록 한다(말하는 것은 흡인위험을 초래한다). – 앉는다. – 충분한 시간이 있음을 전달한다. • 음식이 꽉 차 있는 것이 문제라면 입에서 음식을 빼내기 위해 (대상자나 간호제공자의) 손가락을 이용한다. • 액체, 특히 맑은 액체나 유동액을 줄 때 주의깊게 제공한다 (이러한 액체들이 연하가 더 어려울 수 있다). • 섭취 후 적어도 15분 동안 앉은 자세를 유지한다.

Source: Donahue, P. (1990). When it's hard to swallow. *Journal of Gerontological Nursing, 16*(4), 6–9.

Appendix F 요실금 사례에서 개별화된 간호

조기발견-관찰사항	다른 고려사항	조기 중재-예
• 소변을 참기 어려움 • 침대, 의자, 바닥, 옷이 소변으로 오염됨	• 요로감염 • 분변매복 • 화장실이나 변기의자까지의 먼 거리 • 이동성 문제 • 옷을 다루지 못함 • 수분 부족 • 정신상태 변화 • 약물 부작용이나 다른 상호작용 • 의학적 문제 – 폐쇄 – 신경계 장애 – 근육 문제	• 근본적인 문제와 가역적 건강 문제를 치료한다. • 변기, 변기의자, 대변기, 소변기 사용을 위한 일정을 세운다. • 가능하다면 약물 혹은 투약시간을 재사정하고 조절한다. • 화장실 문에 라벨을 붙인다. • 화장실까지의 거리를 줄인다. • 가족에게 의복 적응에 대해 묻는다. • 근육 강화 운동에 관련된 물리치료 자문을 받는다. • 수분섭취를 격려한다. • 요실금 평가나 골반저 운동을 위한 자문을 받는다.

Appendix G 사례연구

Part I

Directions: 상세한 에피소드는 행동일지 1(Appendix H)에 있다. Mrs. Scott의 비위관이 바닥 위에 놓여진 채로 발견되었다. (1) Mrs. Scott의 비위관을 제거하려는 시도, (2) 신체적 억제대 적용을 감소시키거나 막기 위해 사용될 수 있는 접근법을 찾아본다.

Mrs. Scott은 84세 여성으로 너싱홈에 1년간 머물고 있다. 알츠하이머 질환(초기)을 앓고 있으며 약간의 혼동상태에 있다. 지난 3개월이 넘는 기간 동안 직원들이 그녀의 영양 섭취 개선을 위해 노력했음에도 불구하고 그녀는 계속해서 대부분의 음식과 수분을 거부하여 체중이 상당히 감소하였다.

Mrs. Scott은 결국 병원에서 십이지장 궤양으로 진단받고 치료를 받았다. 그녀는 너싱홈으로 재입소하였으나 계속해서 음식을 거부하였다. 직원들은 그녀가 점점 더 쇠약해지고, 덜 움직이며, 피부 욕창의 조기징후를 보이기 시작하였음을 파악하였다. 직원들과 Mrs. Scott의 가족이 함께 상의하여 비위관영양을 시도해 보기로 결정을 내렸다. 비위관이 침상 옆 바닥에 놓여진 채로 여러 번 발견된 후에 결국 손목 억제대가 적용되었다. Mrs. Scott은 더 이상 경증의 혼돈 상태가 아니었고 대신 그녀는 직원들에게 적대적이고 공격적이 될 정도로 괴로워하였고 전반적인 혼동상태는 눈에 띄게 더 나빠졌다.

Part II

Directions: 상세한 에피소드는 행동일지 2(Appendix I)에 있다. Mrs. Scott이 위루관을 잡아당기는 모습이 관찰되었다. 이러한 새로운 상황의 대응책에 관한 생각을 나누어 본다.

결국 Mrs. Scott에게 위루관이 삽입되었다. 관을 설치한 얼마 후 직원들은 Mrs. Scott이 관 주위를 잡아 뜯는 것을 발견하였다.

Part III

Directions: 상세한 에피소드는 행동일지 3(Appendix J)에 있다. Mrs. Scott이 이미 얼굴에서 접착식 테이프를 떼어내고 기도내관을 잡아당기고 있는 모습이 발견되었다. 기도내관을 잡아당기는 것과 관 제거 가능성에 대해 가능한 대응에 관해 토의한다.

Mrs. Scott의 건강상태가 악화되었고, 덜 움직이게 되었으며, 의자로 옮기거나 일으키려는 어떠한 시도에도 저항하였다. 그녀는 양측성 폐렴 및 관련된 저산소증이 생겼다. 대상자는 최근에 삽관치료를 받았던 급성치료기관으로 전원되었다. Mrs. Scott은 호흡 유지를 위해 인공호흡기를 달았다. 밤 근무 간호사는 Mrs. Scott이 얼굴에서 접착식 테이프를 떼어낸 후 기관내관을 잡아당기고 있는 것을 발견하였다.

Part IV

Directions: 상세한 에피소드는 행동일지 4(Appendix K)에 있다. Mrs. Scott은 매듭이 풀리고, 드레싱이 떨어질 때까지 기관절개 매듭을 잡아당겼다. 기관절개와 드레싱을 제거하려는 것을 못하게 할 수 있는 접근을 알아본다.

Mrs. Scott은 산소보충을 위한 T-piece와 연결된 기관절개관을 지닌 채 너싱홈으로 다시 전원되었다. 위루관은 장관영양을 위해 그대로 남아 있었다.

추가적 훈련으로 이러한 사건들의 윤리적 영향을 논의한다.

Appendix H 행동일지 1: 비위관 제거

특정행동: 비위관제거

대상자 이름: M. Scott 호실#: 123

날짜	정확한 시간	어떤 일이 일어났는가?	어디서?	다른 누가 있었는가?	대상자의 내적인 면에서 행동을 촉발할 수 있는 무슨 일이 있었는가?	대상자의 외적인 면에서 행동을 촉발할 수 있는 무슨 일이 있었는가?	어떠한 중재가 대상자에게 도움이 되는가? (도움이 될 수 있었는가?)
1/9/98	9:30 AM	• 비위관이 침상 옆 바닥에 놓여 있음 • 매우 초조해함 • 왼손에 있던 손목억제대를 잡아당기고 "나를 풀어줘"라고 울며 말함	• 대상자의 방	• 아무도 없었음	• 비위관으로 인한 불편감과 관련된 초조 및 혼동	• 관 주위 코 분비물이 붙어 있음 • 오른손 손목억제대 적용 • 콧구멍 궤양 및 발적 • 구강 건조 • 금식	• 치료 이유를 설명한다. • 손목억제대를 풀고 비위관 입구와 영양 펌프의 연결 부위에 안내제공 탐색을 제공하도록 한다. • 펌프 알람을 시범보이고 알람이 무엇을 의미하는지 설명한다. • 근무번마다 비강 간호를 제공한다. • 2~4시간마다 구강 간호를 제공한다. • 보충적 구강 음식 및 수분 섭취 제공을 의사에게 요청한다. • 설명을 강조한다. • 위의 노력들이 성공적이지 않으면 스키장갑이나 손 벙어리장갑을 짧게 시도해본다. (주기적인 관찰, 벙어리장갑 제거 필요성 등을 기록한다).

Strumpf, N. E., & Evans, L. K. (1994–1998). *Maintaining restraint reduction in nursing homes* (1 RO1 AGO 8324). Bethesda, MD: National Institute on Aging.

Appendix I 행동일지 2: 위루관 부위 잡아당김

특정행동: 위루관 부위 잡아당김

대상자 이름: M. Scott 호실#: 123

날짜	정확한 시간	어떤 일이 일어났는가?	어디서?	다른 누가 있었는가?	대상자의 내적면에서 행동을 촉발시킨 무슨 일이 있었는가?	대상자의 외적면에서 행동을 촉발시킨 무슨 일이 있었는가?	어떠한 중재가 대상자에게 도움이 되는가? (도움이 될 수 있었는가?)
1/20/98	2:30 PM	• 위루관 부위를 잡아당김	• 휴게실	• 책임 간호사와 간호 조무사	• 이해 부족 ("이게 뭐지?" 라고 말함) • 그 부위에 불편감을 경험했을 수 있음	• 이틀 전에 위루술을 실시함 • 위루관 부위에 적은 양의 분비물이 배액됨 • 관 주위 피부가 벗겨짐	• 치료 이유를 설명한다. • 안내제공 탐색 • 관 부위를 매일 시진한다. 깨끗하게 닦고 자극이 되는 배액이 없도록 한다. • 꼭 맞는 속옷으로 관을 가려서 숨긴다. • 부피가 큰 드레싱은 가능하면 빨리 교환한다. • 기분전환 활동에 참여시킨다(꽃그림이 있는 책과 잡지를 좋아함).

Strumpf, N. E., & Evans, L. K. (1994–1998). *Maintaining restraint reduction in nursing homes* (1 RO1 AGO 8324). Bethesda, MD: National Institute on Aging.

Appendix J 행동일지 3: 기관내관을 잡아 빼려 시도함

특정행동: 기관내관을 잡아빼려 시도함

대상자 이름: M. Scott 호실#: 4208

날짜	정확한 시간	어떤 일이 일어났는가?	어디서?	다른 누가 있었는가?	대상자의 내적면에서 행동을 촉발시킨 무슨 일이 있었는가?	대상자의 외적면에서 행동을 촉발시킨 무슨 일이 있었는가?	어떠한 중재가 대상자에게 도움이 되는가? (도움이 될 수 있었는가?)
5/24/98	4:00 PM	• 접착식 테이프가 떨어져 있고 기관내관을 잡아당김	• 병실	• 간호사 M. Miller	• 튜브와 인공호흡기에 대한 두려움 • 불편감 • 기침/흡인 시 불안	• 기관내관으로부터 콧구멍/인두에 압력이 가해짐 • 코 조직에 손상 • 구강 건조 • 금식 • 기관내관을 고정하는 접착식 테이프의 불편감 • 인공호흡기 알람이 혼란스럽고 무서움 • 환경적 소음, 조명, 활동	• 치료 이유를 설명한다. • 기구(ETT, AmbuBag, 인공호흡기)를 설명한다. • 절차(흡인, 흉부 타진 등)를 설명한다. • 근무번마다 그리고 필요 시 비강 및 구강 간호를 제공한다. • 안내제공 탐색을 제공한다. • 기관내관을 고정하기 위해 접착식 테이프 대신 튜브홀더를 사용한다. • 무통 진정제를 투여하고 신체적 억제대 사용은 피한다. • 가능한 범위까지 기분전환 활동에 참여시킨다. • 가족이 침대 옆에 있도록 계획을 세운다. • 부드럽고 조용한 음악을 들려준다. • 환경 소음과 조명을 줄인다. • 위의 노력이 실패할 경우 손벙어리장갑이나 스키장갑을 사용한다. • 가능한 한 빨리 벙어리장갑이나 글러브 없이 관리하도록 시도해본다.

Strumpf, N. E., & Evans, L. K. (1994–1998). *Maintaining restraint reduction in nursing homes* (1 RO1 AGO 8324). Bethesda, MD: National Institute on Aging.

Appendix K 행동일지 4: 기관절개 매듭을 풀고 드레싱을 제거하려 시도함

특정행동: 기관매듭을 풀고 드레싱을 제거하려 시도함

대상자 이름: M. Scott 호실#: 210

날짜	정확한 시간	어떤 일이 일어났는가?	어디서?	다른 누가 있었는가?	대상자의 내적면에서 행동을 촉발시킨 무슨 일이 있었는가?	대상자의 외적면에서 행동을 촉발시킨 무슨 일이 있었는가?	어떠한 중재가 대상자에게 도움이 되는가? (도움이 될 수 있었는가?)
6/15/98	10:00 PM	• 기관 매듭이 풀려 있음. • 드레싱이 제자리에서 벗어나 있음	• 대상자의 병실	• 복도에 간호 조무사, J. Jenson	• 매듭이 너무 조여서 불편감과 통증 • 기침할 때 불안감 • 기관절개루 주변 쓰라림으로 불편감	• 매듭으로 인한 목과 경동맥에 압박 • 기관 부위 주변에 피부자극 및 찰과상 • 찰과상 부위로 점액이 흘러 따갑고 불편함 • T-piece로부터 주름 잡힌 튜브가 너무 짧아 기관 튜브를 잡아당김 • 기관드레싱이 오염되고 악취가 나고 냄새가 역겨울 수 있음	• 기관 매듭을 안전하되 편안하게 유지한다. • 피부 자극을 예방하기 위해 매듭 아래 보호패드를 댄다. • 기관 드레싱을 자주 교환한다. • T-piece 연결 튜브의 편안함과 신축성을 확실히 하기 위해 대상자에게 확인한다. • 기도를 깨끗하게 유지하기 위해 흡인을 자주 한다. • 기분전환 활동(테이프, 책, 잡지 등)에 참여시킨다. • 가족 방문을 도모한다. • 부드럽고 조용한 음악을 들려준다. • 환경 소음을 줄인다. • 안내제공 탐색을 제공한다. • 위의 노력이 실패할 경우 벙어리장갑이나 스키장갑을 사용한다. • 가능한 한 빨리 벙어리장갑이나 글러브 없이 관리하도록 시도해본다.

Strumpf, N. E., & Evans, L. K. (1994–1998). *Maintaining restraint reduction in nursing homes* (1 RO1 AGO 8324). Bethesda, MD: National Institute on Aging.

CHAPTER 7

변화의 과정 유지

Maintaining a Process of Change

Joan Stockman Wagner and Neville E. Strumpf

제7장의 목적은 다음과 같다.

개별화된 억제대 비사용 케어의 수행 및 제도화와 관련된 변화의 과정을 알아본다.

1 개요

1 억제대 비사용 케어는 급성 및 장기 요양기관의 목표이다. 변화에 대한 요구를 인식하는 것; 오해, 가정, 낡은 습관과 관례를 없애거나 타파하는 것; 억제대 비사용 케어를 수행하는 쪽으로 나아가는 것은 단지 시작에 불과하다. 이러한 개별화된 간호가 유지되려면 새로운 지식과 기술을 습득하고 있는 직원을 지지하기 위한 지속적인 노력이 필요하다.

2 억제대 비사용 케어는 대상자의 삶의 질 향상을 의미한다. 삶의 질은 개인별로 다르게 정의되지만 종종 다음의 내용들을 포함하고 있다:

1. 개인의 결정과 선택을 통한 조절을 유지하는 능력, 특히 일상생활과 관련된 것
2. 의미 있는 관계를 맺거나 유지하는 것
3. 충분한 사생활을 보장하는 편안하고 적절한 환경 속에서 사는 것
4. 가능한 한 최상의 신체적·심리사회적 기능을 보존하는 것

이러한 삶의 질의 속성들은 거주자/대상자가 신체적으로 억제되어 있을 때는 실현될 수 없다.

3 억제대 비사용 케어와 관련된 변화를 유지하는 것은 다음을 포함한다.

1. 기관 전체에서 개별화된 간호철학을 채택한다.
2. 신체적 억제대의 부정적 결과와 영향을 안다.
3. 행동에 대한 체계적 분석에 기초하여 반응을 개별화한다.

4 성과에 대한 강화와 함께 모든 직원을 위한 지속적 교육과 모델링을 지속한다.

① 직원들을 억제대 비사용 케어로 이끌기 위해서 정책 및 절차와 함께 분명하게 확립된 간호철학

② 새로운 태도, 기술, 지식 및 실무 패턴

③ 억제대 비사용 케어가 수행되었을 때 표창

2 주요 개념 고찰

1 개별화된 케어 철학(Happ, Williams, Strumpf, & Burger, 1996)

1 문헌에서의 기술을 근거로 개별화된 간호는 개개인을 서로 다르며 고유한 존재로 인정하는 돌봄에 대한 다학제적 접근으로 정의된다. 개별화된 간호는 일관성 있는 돌봄 관계를 통해 실행된다. 대상자의 과거 삶의 패턴과 개별적 선호와 일치하고 연속성을 유지하는 삶의 방식 및 간호환경을 만들기 위해서 대상자에 대한 지식이 이용될 수 있다. 개별화된 간호는 강점과 즐거운 경험을 기반으로 노인에게 안위와 기쁨을 가져다주는 것을 추구한다. 노인을 위한 개별화된 간호의 목표는 다음과 같다.

① 정체성과 인간관계를 유지한다.

② 자율성과 독립적인 의사결정을 증진한다.

③ 돌봄의 방향과 참여를 증진한다.

2 개별화된 간호는 다음에 의존한다.

① 한 개인, 가족 구성원, 지역사회 구성원으로서 그 사람을 알아가는 것이다.

사람을 알아가는 것은 당면한 삶의 상황을 인식하는 것뿐만 아니라 그 사람의 삶의 역사를 아는 것을 포함하며, 이는 개인의 반응과 행동을 이해하고 감정을 공감하는 데 있어서 중요한 단계이다.

② 선택할 권리

삶의 모든 측면에 영향을 끼치는 결정을 내릴 권리는 개별화된 간호에서 중요하다. 성인으로서 매일 음식, 의복, 활동에 대한 선택을 한다. 우리는 환경, 친구 및 일생의 일에 관련된 선택을 한다. 개별화된 간호의 개념에서 중요한 것은 정상적인 삶의 한 부분으로서 위험을 감수하는 노인의 권리를 존중하는 것이다. 최적의 신체적·심리사회적·정서적 기능을 달성하고 유지하는 것은 합리적인 위험 감수 여하에 달려 있다.

③ 관계 형성하기

취약노인, 특히 장기요양시설 노인들의 삶에서 돌봄제공자들이 점점 중요해지고 있다. 직원들은 필요한 신체적·심리적 간호를 제공할 뿐 아니라 노인의 사회적·정서적 삶의 중요한 구성원이 되고 있다. 노인에게 적절하고 지속성 있는 직원 배정은 긍정적이고 의미 있는 관계를 맺고 유지하는 데 필수적이다.

④ 돌봄에 대한 대상자의 참여와 방향 제시

노인은 한 고유한 개인이고, 다른 사람과의 관계 속에 살고 있으며, 개별적 선택 시 능동적 역할을 하며, 자신에 대한 케어에 참여하고 간호의 방향을 결정하는 역할을 가지고 있다. 노인은 의사결정팀에서 중요한 한 부분이다. 팀 구성원은 정보와 관심을 공유하고 행동계획을 토의한다. 이러한 케어의 방향을 정하는 데 있어서의 의사결정을 통해서 노인은 존엄성과 책임감을 의미하는 통제권을 얻는다.

2 신체적 억제대의 결과와 영향

1 신체적 억제대 사용은 수많은 부정적 결과를 초래한다. 노인을 위험으로부터 보호하기 위한 수단으로 신체적 억제대 사용을 옹호하는 돌봄제공자들은 억제대 사용이 신체적·심리사회적·행동적 부작용 및 안전에 미치는 가능한 부작용을 고려해야 한다.

2 신체적 억제대 적용은 실제적으로 노인에게 해를 끼칠 위험이 있다. 그 결과들은 치명적이고 돌이킬 수 없을 수도 있다.

3 특정 행동들에 대한 반응

1 체계적 사정

① 개별화된 간호의 수행에는 노인에 대한 포괄적이고 체계적인 사정의 완료도 포함된다. 이러한 사정은 돌봄제공자가 대상자의 세계를 이해하는 데 도움이 된다. 사정 단계는 제3장에 개괄적으로 기술하였다.

② 체계적인 사정은 행동의 맥락이나 상황에 대한 이해를 도우며, 돌봄제공자가 대상자의 충족되지 못한 욕구와 건강상태 변화에 반응할 수 있게 한다.

2 중재는 개별화되고 특정 요구에 반응하는 것일 때 가장 효과적이다. 건강상태 변화를 다루거나 대상자의 요구를 충족할 적절한 중재를 찾아내기 위해서는 창조적인 문제 해결이 필요하다. 중재는 다음과 같다.

① 생리적 접근

② 심리사회적 접근

③ 활동과 운동 프로그램

④ 환경 조정

중재의 예는 Appendix A에 있다.

3 여세(Momentum)를 지지하기

1 직원에 대한 계속적인 교육과 모델링

1 일단 억제대 비사용 케어 프로그램이 시작되면 그 여세를 유지하는 것이 중요하다. 직원은 새로운 지식, 기술과 행동을 습득하여 지속화할 필요가 있다. 억제대 비사용 케어를 유지하기 위해서는 지속적인 교육과 지지가 필요하다.

직원은 억제대 비사용 케어 환경에 대해 가장 잘 알고 있는 전문가들에게 질문을 하고 그들과 협력할 기회가 필요하다. 전문가들은 체계적 사정과 행동에 대한 대응에 있어서 기술을 시범 보이고 공유함으로써 모델과 자문가로서의 역할을 한다. 창조적인 문제해결이 억제대 비사용 케어의 지속적 성공을 이루기 위한 핵심이다.

2 새로운 모든 직원이 억제대 비사용 케어 프로그램에 익숙해져야 한다. 교육은 최소한 다음의 내용들을 포함하고 있어야 한다:

① 억제대 비사용 케어에 관한 기관의 철학

② 신체적 억제대와 관련된 특정 정책과 절차

③ 억제대 사용에 대한 오해

④ 신체적 억제대와 관련된 표준간호

⑤ 억제대 사용의 결과와 영향

⑥ 행동을 이해하기 위한 사정 가이드라인

⑦ 특정 행동에 대한 대응과 중재 개요

새로운 직원은 새로운 지식을 임상실무에 적용할 때 다른 팀 구성원의 지지가 필요하다. 질문에 대답하고 문제해결을 돕는 것이 교육 과정에 필수적인 부분이다.

3 거주자/대상자 및 가족에 대한 계속적인 교육 또한 억제대 비사용 케어를 향한 노력을 지지할 때 중요하다. 직원은 반드시 새로 입원한 대상자와 장기 거주자 및 그 가족 모두에게 정보를 제공하고 안심시키는데 적극적인 역할을 해야 한다. 억제대 비사용 케어를 위한 약간의 위험 감수는 피할 수 없다. 직원이 모든 노력을 기울여 합리적으로 안전을 제공할 것이라고 대상자와 가족을 안심시키는 것이 필요하다. 대상자에게 억제대 사용의 결과와 영향에 대하여 교육하여야 한다. 거주자와 가족은 개별화된 간호의 중심적인 역할을 하며, 문제해결에 적극적으로 참여하도록 격려받아야 한다. 정보가 제공된 대상자와 가족은 억제대 비사용 케어를 향한 목표달성을 분명하게 촉진시킨다.

2 성공 표창

억제대를 사용하지 않거나 억제대를 제거한 대상자에 대한 "이야기"를 공유하는 것은 직원들로 하여금 그들의 성공을 축하하도록 돕는 하나의 방법이다. 성공은 긍정적 결과 달성을 위해 노력을 계속하겠다는 열정과 소망을 낳는다. 병동 직원들을 위해 사례를 제시하는 것은 억제대 비사용 케어를 향한 노력을 지지하는 또 다른 한 방법이다.

1 임상 사례 #1: Mr. J.

J씨는 뇌졸중 후 요양시설에 입소하였는데, 실어증, 간헐적 실금, 다발경색성 치매증상을 보였다. 그는 PEG 튜브를 지닌 채 입소하였고 하지 움직임이 제한되어 있었다. J씨는 빈번하게 PEG 튜브를 잡아당겼으며 좌절될 때 팔을 휘둘러 직원을 때리곤 하였다.

체계적인 사정 결과 J씨의 PEG 튜브 주변은 깨끗하고 건조하며 손상되지 않았다. 그러나 튜브를 다룰 때마다 J씨는 튜브를 잡아당기고 두려워하는 듯 보였다. 직원은 또한 J씨가 시끄러운 소음에 민감한 것 같고 혼동과 공격 수준이 환경의 여러 자극으로 높아지는 것 같다고 보고하였다.

J씨는 은퇴하기 전에 고등학교 선생님이었고, 가족에 따르면 역사에 관한 책을 읽는 데 평생 관심을 가지고 있었다.

이러한 관찰과 사정 자료를 활용하여 다학제팀은 J씨의 요구에 관한 개별화된 간호계획을 수립하였다. J씨의 안위 수준이 올라가고 불안이 감소된다면 직원을 때리는 행동이 덜해질 것으로 직원들은 믿었다. 이를 성취하기 위해 다음 간호를 제공하였다:

① J씨가 자신의 감정과 요구를 표현하는 것을 돕기 위해 그에게 의사소통 보드를 제공하였다.

② 직원들은 J씨에게 다가갈 때마다 일관성 있게 그의 이름을 부르며 인사하고 자신을 소개하였다. J씨는 이러한 접근에 매우 긍정적으로 반응하였고 그의 "때리는 행동"은 유의하게 줄어들었다.

③ 직원을 일관성 있게 배정하였는데, 이를 통해 의미 있는 관계를 형성하고 간호 선호도가 설정되었다. J씨는 삶에서 어느 정도의 통제성을 다시 얻을 수 있었다.

④ 안락의자를 제공하여 J씨가 좀 더 편안해 보이고 좌석 배정에 더욱 만족해 보였다. 그의 안락의자를 종종 창문 가까이에 두어 병실 밖의 세상을 볼 수 있게 하였다.

⑤ 똑바로 앉는 자세 유지를 돕고 편안함을 도모하도록 안락의자와 함께 측면 지지 쿠션 또한 사용하였다.

⑥ 직원은 특히 J씨의 신체적 요구에 주위를 기울였다. 그의 실금 에피소드들은 특히 그에게 스트레스인 것처럼 보였다. 실금을 보인 특정 시간 기록에 근거하여 J씨의 화장실 사용 일정을 정하였다. 이러한 중재는 J씨의 안위 수준 향상에 기여했을 뿐 아니라 "때리는 행동"의 빈도를 줄인 것으로 보였다.

⑦ 부드러운 배경음악을 들려주었더니 눈에 띄는 진정 효과를 보였다.

직원은 또한 J씨가 PEG 튜브를 잡아당겨 스스로를 다치게 하는 것을 염려하였다. 이러한 우려를 다루기 위해 팀은 주의를 딴 데로 돌리면서 의미 있는 활동을 제공하는 데 관심을 기울였다. 중재는 다음을 포함한다.

① 튜브를 가려서 숨김: PEG 튜브 위에 두꺼운 드레싱을 하고 셔츠와 스웨터를 바지 안으로 집어넣은 후 허리띠를 매었다.

② 활동: 부드러운 배경 음악 또한 PEG 튜브로부터 관심을 전환시키는 데 도움이 되었다.

J씨는 활동치료사와의 1:1 상호작용을 즐겼다. 특히 누군가가 그에게 역사에 대한 책을 읽어주거나 역사에 관한 그림책 보는 것을 즐거워했다.

③ 경구영양 시도: 의사, 언어치료사와 상의한 후 주기적으로 경구영양을 시도하였다. PEG 튜브를 제거하려는 시도는 결과적으로 성공했다.

J씨는 이러한 개별화된 간호계획과 함께 잘 지냈는데 이러한 간호계획은 J씨, 가족 및 다학제팀의 협력으로 개발되었다. 신체적 억제대는 사용되지 않았고, 팀은 J씨에게 제공된 간호의 질과 달성된 J씨의 삶의 질에 대하여 매우 긍정적으로 느꼈다.

2 임상 사례 #2: Mrs. S

Mrs. S는 좌측 고관절 골절 수술 후 재활치료를 받기 위해 요양시설에 입소한 86세 여성 노인이다. 그녀에게는 부분적 체중부하만 허용되었다. Mrs. S는 집에서 화장실로 가는 도중에 넘어져 골절을 당했다. Mrs. S는 재발하는 심부전과 골관절염의 과거력을 가지고 있었다. 그녀는 양측성 백내장 수술을 받고 교정 안경을 쓰고 있었다. 그녀는 낙상 위험이 있는 것으로 여겨졌다.

그녀는 재활시설에서 밤번 근무 시 두 차례의 낙상할 뻔한 사건이 있었다. 체계적인 접근을 통해서 직원들은 그녀의 낙상할 뻔한 "사건들"의 본질을 더 잘 이해할 수 있었고 개별화된 간호계획을 세울 수 있었다. 그녀와의 면담결과 다음의 내용이 드러났다.

① "사건들" 모두 오후 4시와 6시 사이에 발생하였다.

② "사건들" 모두 그녀가 화장실로 가는 도중 생겼다.

③ Mrs. S는 첫 번째 사건이 발생할 때 안경을 쓰고 있었다.

④ 그 당시 그녀는 보행기를 지지대로 사용하여 방에 있는 녹색 의자에서 일어나려 애를 쓰고 있었다. 그녀는 "나는 단지 일어날 수가 없었어요. 결국 간신히 일어섰을 때 몇 초 동안 균형을 잃었지만 스스로 균형을 간신히 잡았어요"라고 말하였다.

⑤ 두 번째 사건이 벌어졌을 때 그녀는 침대에 쉬고 있다가 "급하게" 소변을 보고 싶어졌다. 그녀는 "나는 약간 어려웠지만 간신히 침대에서 나올 수 있었어요. 화장실로 절반쯤 갔을 때 내 발이 미끄러지는 느낌을 받았을 뿐이에요. 거기에 붙잡을 서랍장이 없었더라면 나는 틀림없이 넘어졌을 거에요"라고 말하였다. 간호조무사가 그녀의 안경을 침상 옆 서랍 속에 넣어 두었다.

Mrs. S가 낙상할 뻔한 사건의 원인을 더 잘 이해하기 위하여 팀은 다음의 추가적인 외적·내적 요인들을 나열하였다.

① Mrs. S는 심부전으로 하루 두 번 라식스(Lasix) 40 mg을 복용했다. 마지막 약은 오후 2시에 투여된다.

② 간호조무사는 Mrs. S가 두 번째 낙상사건이 발생했을 때 슬리퍼나 신발을 신고 있지 않았다고 보고하였다.

③ Mrs. S는 안경을 쓰고 있지 않을 때 깊이 감각이 거의 없으며 쉽게 균형을 잃는다.

④ Mrs. S의 방에 있는 녹색 의자는 높이가 낮다. Mrs. S의 키는 173cm이었다.

⑤ Mrs. S는 물리치료로 나아지고 있었으나 보행기를 사용할 때 여전히 대상자 밀착접촉보호가 필요했다. Mrs. S가 언제나 도움을 요청하는 것은 아니었다.

⑥ Mrs. S는 6명의 자녀를 둔 어머니이자 주부였다. 그녀는 언제나 매우 활동적인 여성으로 교회, 학교, 지역사회 활동에 참여하고 있었다. 그녀는 심부전이 더 빈번해지기 시작한 1년 전까지만 해도 거의 매일 그 지역의 노인센터에 다녔다. Mrs. S는 다시 낙상하면 심각한 결과를 초래할 수 있다는 것을 깨닫고 있었다. 그러나 그녀에게 매우 의미 있는 독립성을 유지하기 위해 그녀는 기꺼이 약간의 위험을 감수하는 데 적극적이었다.

이러한 사정결과를 활용하여 다음의 개별화된 접근을 포함하는 간호계획을 세웠다.

① Mrs. S에게 일어나기 전에 도움을 요청하기 위해 호출버튼을 사용하도록 알려주었다. 호출버튼은 쉽게 손이 닿을 수 있도록 침대/의자에 고정하였다. 도움을 요청하라는 지시를 따를 수 있는 능력을 모니터할 것이며, 필요 시 침대/의자에 알람 시스템을 고려할 것이다.

② 직원의 즉각적 대응의 필요성을 알리기 위해 "낙상 위험" 스티커를 그녀의 간호계획과 호출신호표시기(call light box)의 그녀 병실 번호 옆에 붙였다.

③ 침실과 화장실 환경이 눈에 더 잘 보이도록 하기 위해 이른 저녁부터 밤 동안 야간 조명을 사용하였다.

④ 미끄럼 방지 바닥이 있는 슬리퍼를 Mrs. S의 침대 옆에 두었다. Mrs. S에게 이동할 때마다 슬리퍼나 신발을 신는 것이 중요하다고 교육하였다.

⑤ 미끄럼 방지 띠를 침대 옆과 화장실의 변기 앞 바닥에 설치하였다.

⑥ 그녀가 낮잠을 자거나 취침 중일 때 언제든지 Mrs. S의 안경을 안경집에 넣어 침대 옆 스탠드 위에 두도록 직원에게 주지시켰다. 이것은 Mrs. S가 필요할 때 안경을 즉시 찾을 수 있는 데 도움이 되었다.

⑦ Mrs. S가 안전하게 일어서서 균형을 잡는 것이 용이하도록 병실 녹색 의자를 더 적절한 의자로 바꾸었다.

⑧ 라식스(Lasix) 투약일정을 다시 조정하여 Mrs. S가 오전에 처방된 용량을 복용할 수 있도록 하였다. 이러한 재조정은 저녁 시간까지 자주 화장실에 가는 것을 줄이는 데 도움이 되었다. 그러나 그녀는 여전히 이른 오후까지 긴급뇨를 경험하고 있어 이를 면밀하게 모니터하였다.

⑨ 소변 일기/일지에 기록된 배뇨간격에 근거하여 화장실 사용에 관한 일정을 세웠다.

⑩ 직원들이 안전한 이동에 필요한 지지를 제공하는 것을 돕기 위해 물리치료사/작업치료사에 의한 현장 교육을 실시하였다. Mrs. S의 치료과정은 계속되었고 상태가 많이 호전되었다.

⑪ Mrs. S는 그룹 활동을 즐겼다. 그녀는 특히 음악에 맞춰 팔과 상체를 운동할 수 있는 의자에서의 풍선 주고받기와 오후 그룹 클래스를 즐겼다. 쉽게 피곤해지지만 이러한 활동들은 Mrs. S의 상지 근력을 유지하고 궁극적으로 보행기 사용이 더 쉬워질 수 있도록 도움이 되었다.

신체적 억제대의 사용은 품위 있고 활동적인 이 여성에게 엄청나게 충격적인 일이 될 것이다. 게다가 신체적 억제대 사용은 Mrs. S의 완전한 재활을 방해하고 심지어 영구적인 시설 거주나 죽음을 초래할 수도 있다. Mrs. S는 15일간의 재활을 마친 후 그녀의 집으로 돌아갔다. 퇴원 후 가정간호와 물리치료가 처방되었다.

4 억제대 사용과 관련된 정책과 절차 변경하기

철학적으로, 개별화된 억제대 비사용 케어의 수행은 신체적 억제대 사용과 관련된 정책 및 절차에 대한 필요를 부정해야만 한다. 그러나 현실적으로 억제대 비사용 케어를 지지하고 있는 병원과 너싱홈조차도 신체적 억제대를 단기간 적용해야 하는 심각한 상황들이 있다. 더불어 이런 상황에서 병원과 너싱홈의 운영규정은 억제대 사용을 위한 정책과 절차가 필요하다.

억제대 비사용 케어에 헌신하는 다학제로 구성된 억제대 사용 감소 위원회/실무 위원회의 주요 과제는 신체적 억제대와 관련된 정책과 절차를 개발하거나 수정하는 것이다. 이러한 정책들은 주기적으로 검토되어야 하고 현재의 실무 표준을 반영하기 위해서 필요하면 수정도 해야 한다. 정책과 절차는 개별화된 억제대 비사용 케어의 목적을 강조해야 한다. 아래에서 강조되는 내용은 신체적 억제대와 관련하여 의료기관의 정책과 절차에서 다루어져야 하는 일련의 주제들이다. 이러한 정책 고수를 위해 직원에게 요구되는 시간은 종종 더 노동집약적이고 직원과 노인에게 덜 만족스러울 수 있음을 유의해야 한다.

1 돌봄철학

1. 우선 신체적 억제대 사용과 관련된 현재의 철학을 검토하고 필요 시 수정한다. 억제대에 대한 기관과 직원의 신념은 무엇인가? 목적이 억제대를 사용하지 않는 것인가 또는 억제대의 숫자/기간을 제한하는 것인가? 억제대를 제한하고, 가장 덜 제약적인 기구를 사용하는 쪽으로 바꾸는 것이 첫 번째 목적이 될 수 있고, 그 다음이 완전히 없애는 것일 수 있다. 억제대 비사용 케어의 장기 목적은 노인의 기능을 향상 또는 유지하고 삶의 질과 간호의 질을 높이는 것이다. 신체적 억제대의 사용은 최대의 기능 및 삶의 질에 대한 목적에 부합할 수 없다.

2 일단, 돌봄철학이 세워지면 현재의 정책이 개정될 수 있고, 새로운 목적에 부합되는 절차가 마련될 수 있다.

2 정책과 절차

1 포함해야 할 점:

① 억제대의 정의

- 억제대의 정의는 기관마다, 개인마다 다양하다. 정의는 또한 연방정부 및 주정부의 규정과 인가 가이드라인에 의해 결정된다.
- 억제대를 구성하는 것이 무엇인지 분명히 해야 한다. 몇몇 기관은 "안전기구", "보조기구" 또는 "의학적 부동"과 같은 용어를 사용한다. 이러한 용어의 사용은 혼란스럽고 심지어 신체적 억제대 사용을 촉진할 수 있다.
- "신체적 억제대"는 다음과 같이 정의될 수 있다.

  …대상자의 자유로운 움직임이나 신체에 대한 정상적인 접근을 제약하고 쉽게 제거할 수 없는 것으로, 대상자의 신체에 붙이거나 신체 가까이에 두는 수동적 방법, 신체적 또는 기계적 기구 및 물질이나 장비이다. 신체적 억제대에는 대상자가 제거할 수 없는 하지 억제대, 팔 억제대, 손벙어리장갑, 부드러운 끈이나 조끼, 무릎 쿠션과 무릎 받침대 등이 있으나 이에 국한되는 것은 아니다. 대상자가 자발적으로 일어나는 것을 방해하는 휠체어 안전바, 의자/노인의자, 침상난간도 신체적 억제대로 간주된다 (HCFA, 1992 Interpretive Guidelines 483.13(a)).
- 직원은 억제대 정의와 가이드라인에 있어서 어떤 변화가 있는지 등에 정기적으로 자문을 받을 것을 권장한다(자문기관의 예: Healthcare Financing Administration, Joint Commission on Accreditation of Health Care Organizations).

② 대상자와 가족을 위한 사전동의서

- 입소 전에 입소 예정인 거주자, 환자 및 가족과 억제대 사용에 관한 철학과 정책을 공유해야 한다.
- 만약 정책이 응급상황이나 특정 상황에서 억제대 사용을 허용한다면 대상자와 가족에게 선택에 대한 정보를 제공할 필요가 있다.
- 정책은 대상자와 가족에게 억제대 사용이 가져올 수 있는 잠재적인 해로운 결과에 대해서 알려줘야 하는 체계를 명시해야 한다. 몇몇 기관은 신체적 억제대를 사용해야 한다면 적용할 억제대의 유형, 억제대 사용 이유와 억제대 적용 시 가능한 결과를 알려주고 대상자가 서명할 동의서 양식을 가지고 있다.
- 정책은 대상자가 결정 능력이 없는 상황을 고려하여 가족구성원이나 법적 대리인의 역할을 정의해야 한다.

③ 예방전략

ⓐ 사정 – 제3장 참고

ⓑ 중재 – 예는 Appendix A에 있음.

④ 억제대 사용 상황과 응급 절차

⑤ 누가 시작하고 적용하는가 여부

⑥ 억제대를 사용하는 동안의 절차, 억제대를 풀어주거나 제거하기 위한 절차

⑦ 재사정 계획

⑧ 중재에 관한 간호 책임

정책과 절차는 다음과 관련된 간호 책임을 기술하고 있어야 한다.

ⓐ 대상자에 대한 포괄적 사정

ⓑ 적절하며 비제한적 접근에 대한 협력적인 의사결정, 억제하거나 억제하지 않는 결정에 관한 기록

ⓒ 대상자/법적 대리인의 참여

ⓓ 인간의 존엄 유지

⑨ 팀 구성원에 의한 기록

기록은 정책과 절차에서 다루어져야 하며, 다음을 포함해야 한다:

ⓐ 상세한 의사의 지시

ⓑ 사정

ⓒ 다학제 협력의 증거

- 다학제팀 회의내용의 서면 요약
- 간호나 재활 자문
- 물리치료나 작업치료 평가
- 정신건강 자문

ⓓ 사전동의서

ⓔ 중재

2 모든 정책과 절차의 요지는 억제대 비사용 케어의 표준을 분명하게 옹호해야 한다.

3 자원(Appendix B 참고)

억제대 비사용 케어를 위한 자원에 대한 더 많은 정보를 목록으로 제시하였다. 이러한 자원들은 사정, 개별화된 간호 계획, 계속적인 평가와 지지에 대한 대체물이 아니다. 그것들은 훨씬 더 큰 문화적 변화에서 작은 한 부분이다.

:: Bibliography

An ongoing problem: Restraints and time-limited orders. (1996). *Briefings of JCAHO*. No. 1996. p. 6-12.

Braun. J. (1993). Preparing for implementation. In Toward a Restraint Free Environment. Baltimore, MD: *Health Professions Press*. 11-29.

Brower, T. (1991). The alternatives to restraints. *Journal of Gerontological Nursing*. *17*(2). 18-22.

Cutchins, C. (1991). Blueprint for restraint-free care. *American Journal of Nursing*. *91*(7). 36-42.

Elon, R., & Pawlson, L. G. (1992). The impact of OBRA on medial practice within nursing facilities. *Journal of the American Geriatrics Society*. *40*(9). 958-963.

Feeney-Mahoney, D. (1995). Analyses of restraint free nursing homes. *Image: Journal of Nursing Scholarship*. *27*(2). 155-160.

Happ, M. B., Williams, C., Strumpf, N., & Burger, S. (1996). Individualized care for frail elders: Theory and practice. *Journal of Gerontological Nursing*. *22*(3). 7-13.

Harris, E., & Fehr, S. (1992). A journey to restraint-free care. *Untie the Elderly*. *4*(2). 1-6.

Healthcare Financing Administration. (1992). *The Long Term Care Survey*. Washington, DC: American Health Care Association.

Joint Commission on Accreditation of Healthcare Organizations. (1996). *Restraint and seclusion: Addressing the issues/complying with the standards*. Oakbrook Terrace, IL: JCAHO.

Joint Commission on Accreditation of Healthcare Organizations. (1996). *Restraint and seclusion: A new approach for hospitals*. Oakbrook-Terrace, IL: JCAHO.

Joint Commission on Accreditation of Healthcare Organizations. (1997). *Comprehensive Accreditation Manual for Hospitals: The official handbook*. Oakbrook-Terrace, IL: JCAHO.

Katims, I. (1995). The contrary ideals of individualism and nursing values of care. *Scholarly Inquiry for Nursing Practice*. *9*(3). 231-240.

Kayser-Jones, J. (1992). Culture, environment, and restraints; A conceptual model for research and practice. *Journal of Gerontological Nursing*. *18*(11). 13-20.

Koroknay, V. (1993). Implementing a restraint removal program. In *Toward a restraint free environment*. Baltimore, MD: Health Professions Press. 53-60.

Koroknay, V., Braun, J., & Lipson, S. (1993). Educating staff, residents, and families about restraint reduction. In *Toward a restraint free environment*. Baltimore, MD: Health Professions Press. 31-45.

Morrison, J., Crinklaw, D., King, D., Thibeault, S., & Wells, D. (1987). Formulating a restraint use policy. *Journal of Nursing Administration*. *17*(3). 39-42.

Patterson, L. Strumpf, N., & Evans, L. (1995). Nursing consultation to reduce restraints in a nursing home. *Clinical Nurse Specialist*. *9*(4). 213-235.

:: Bibliography

Schnelle, J. P., Ouslander, J. G., & Cruise, P. A. (1997). Policy without technology: A barrier to improving nursing home care. *The Gerontologist, 37*(4), 527–532.

Siegler, E., Capezuti, E., Maislin, G., Baumgarten, M., Evans, L., & Strumpf, N. (1997). Effects of a restraint reduction intervention and OBRA '87 regulations on psychoactive drug use in nursing homes. *Journal of the American Geriatrics Society, 45*, 791–796.

Special Report: Restraint and Seclusion Standards. *Joint Commission Perspectives*, Jan/Feb 1996, p. 21–26.

Strumpf, N. E. (1997). Achieving restraint-free care in hospital settings. *Untie the Elderly, 9*(3), 1–3.

Appendix A 행동과 중재의 매트릭스

중재유형	낙상 위험	치료 방해	다른 행동
생리적	• 낙상 이유 확인 및 포괄적 사정 • 약물 검토/문제가 되는 약물 제거 • 물리치료/작업치료 등에 대한 평가와 처방 • 휴식 • 배설 스케줄	• 안위 • 통증 완화 • 배설 시 도움 • 치료에 있어서의 변화 요구 평가 (예: 정맥/비위관 제거, 카테터 제거, 인공호흡기 제거)	• 안위 • 통증 완화 • 잠재적 문제 교정(예: 탈수) • 체위 • 배설에 주의집중/도움 • 감각 보조기 • 마사지/아로마 요법
심리사회적	• 감독 • 거주자/가족으로부터의 "억제대 사용 안 함" 허가 • 낙상/위험 프로그램 • 요구에 대한 대비	• 친구 되어주기 및 감독 • 거주자/가족으로부터 "억제대 사용 안 함"의 허가 • 적절한 사전의료지향서 격려 • 재확인 • 가족/거주자와 의사소통 유지 • 명시된 윤리 자문	• 친구 되어주기 • 치료적 접촉 • 적극적인 경청 • 침착한 접근 • 안전감과 안정감 제공/관심의 확인 • 필요 시 "Timeout" • 일관된 간호제공자 • 감독 • 신뢰와 목적의식/전문기술 증진 • 거주자의 의도에 주목 • 현실 오리엔테이션 (만약 적절한 경우) • 재동기화 • 감정과 관심에 주목 • 일상생활활동에 대한 거주자의 통제력 촉진 • 목회자/영적 상담 • 가족 방문과 정보 공유 • 침착하고 단서에 민감하며 단순한 진술/지시를 사용하는 의사소통

중재유형	낙상 위험	치료 방해	다른 행동
활동	• 매일 물리치료/이동/체중지지 • 보행 훈련 • 낙상-예방 프로그램 • 이동지지 • 회복촉진 프로그램 • 의미있는 활동	• 기분전환 • 텔레비전, 라디오, 음악 • 잡고 있을 수 있는 물건	• 기분전환 • 계획된 레크리에이션 (관심/능력과 일치시킴) • 운동 • 물리치료/작업치료/일상생활 수행능력 훈련 • 사회활동 • 불안 행동 시 발산수단, 특히 구조화된 활동 • 필요에 따른 야간 활동 • 병동 쪽으로 방향 바꾸기 • 애완동물 요법 • 구조화된 일과 • 영적 활동 및 발산수단
환경적	• 경사 의자 또는 몸에 맞는 의자, 쐐기모양 쿠션, 외전 베개나 다른 맞춤형 좌석 • 낮은 침대, 침대난간을 내려놓음. 또는 한쪽 난간, 패드, 접근 가능한 호출 조명, 바닥에 매트리스, 침대 옆 변기의자, 의자 앞에 둔 탁자 • 이동보조기와 지지적 신발 • 안전 인식 훈련, 낙상에 안전한 환경, 경고신호체계, 보조기구, 높이를 올린 변기의자 • 다양한 좌석 위치 • 적절한 조명	• 간호 스테이션 근처에 배치 • 접근 가능한 호출 조명 • 치료 부위를 가리거나 패드를 댐 • 보호용 소매, 속옷 등	• 기관 내 방송 사용 줄이기 • 적절하게 조명을 늘리거나 줄이기 • 조용한 방이나 부드러운 배경음악/흔들의자 • 개인공간/집 같은 환경/익숙한 물건 • 문, 출구, 엘리베이터를 가림 • 복도의 끝을 표시하기 위하여 바닥에 테이프(그리드)를 두르거나 화분을 둠 • 특수 잠금 • 알람 시스템 • 안전하고 흥미로운 영역 포함 • 특수 의복 • 다양한 좌석과 가구 • 개인 공간 • 구조화된 환경 • 적절한 병실 변경

Appendix B 자원

일반적 정보와 장비를 포함하고 있는 아래 자원 목록은 억제대 비사용 케어 수행에 참여하는 사람들을 돕기 위한 것이다. 그러나 개별화된 간호에 대한 철학은 신체적 억제대를 대체할 상품을 사용하는 것 그 이상임을 강조하는 것이 중요하다. 임상적 안내를 하는 내내 강조된 것처럼 억제대 비사용 케어는 개인의 요구사정과 그러한 요구를 충족하기 위해 특수하게 맞춘 중재의 적용을 수행하는 과정에서 발생한다. 다음의 목록이 도움이 되는 실마리와 방향을 제시해줄 수 있으나 모든 것을 망라한 것은 아니다. 게다가 목록에 포함된 어떤 상품, 장비나 회사를 지지하는 것이 아니며, 우리는 어떠한 활용 가능한 상품 검증 정보를 가지고 있지 않다.

General Information

Books and Workbooks

1. "Retrain, Don't Restrain," a guide to restraint reduction for clinical coordinators. Available with trainer's manual, workbooks and videotape. Developed by the Jewish Home and Hospital for the Aged. American Health Care Association, Publications Department B1, PO Box 96906, Washington, DC: 20090-6906 or AAHSA at 800-508-9442.
2. "Toward a Restraint-Free Environment" by J. Braun, and S. Lipson. Health Professions Press, PO Box 10624, Baltimore, MD: 21285-0624. 888-337-8808.
3. "Surveyors Study Guide to Chemical and Physical Restraint Avoidance in Long Term Care Facilities." Produced by the Health Care Financing Administration. Distributed by NTIS, U.S. Dept. Of Commerce, Springfield, VA: 22161. 703-487-4650. Product #: 19918VNB1.
4. "Life-Enhancing Activities for Mentally Impaired Elders" by Beverly Ann Beisgen. Springer Publishing, 536 Broadway, 11th floor, NY, NY: 10012. 212-431-4370.
5. "Doing Things" by J.M. Zgola. A book describing activities suitable for persons with low cognitive functioning. Johns Hopkins University Press, Hampdon Station, Baltimore, MD: 21211, 410-516-6956.

6. “Holding On To Home: Designing Environments for People with Dementia” by U. Cohen and G.D. Weisman. Johns Hopkins University Press, Hampdon Station, Baltimore, MD: 21211. 410-516-6956.

7. “Individualized Dementia Care: Creative, Compassionate Approaches.” Joanne Rader and Elizabeth Tornquist. Appendix F highlights resources available to caregivers. Springer Publishing, 536 Broadway, llth floor, NY, NY: 10012. 212-431-4370.

Media

1. “Proper Use of Restraints: A Balancing Act,” video and workbook."Problems, benefits and alternatives to restraints are discussed from the point of view of administrators, nurses, medical directors, occupational therapists and activity professionals.” American College of Health Care Administrators (ACHCA), 325 S. Patrick St., Alexandria, VA: 22314. 703-549-5822.

2. “Choice Among Risks: Physical Restraints Rejected”-a video by Montefiore Medical Center, Bronx, N.Y. Distributed by Health Professions Press, PO Box 10624, Baltimore,” MD: 21285-0624. 888-337-8808.

3. “How to be a Nurse Assistant.” Pro-Care Interactive Video Disk Training. Interactive Health Network, 17 Executive Parkway, Suite 250, Atlanta, GA: 30327.

4. “Physical Restraints: Innovative Solutions to Restraint Reduction.” Video describing “the physician's role, responsibilities, and options under the regulations resulting from OBRA '87.” ADM A, 10480 Little Patuxent Pkwy., S#760, Columbia, MD: 21044. 410-740-9743. FAX: 410-740-4572.

5. "Restraint-Free Care and the Environment: Scenes from a Swedish Nursing Home.” Gerontological Nursing Consultation Service, University of Pennsylvania School of Nursing, Ralston House, 3615 Chestnut St., Philadelphia, PA: 215-898-4998. Contact person: Becky Phillips.

6. "Designing the Physical Environment for Persons with Dementia.” Terra Nova Films, 9848 S. Winchester, Chicago, IL: 60643. 773-881-8491.

Newsletters

1. Restraint-free newsletter, “Untie the Elderly,” published quarterly(address requests to Untie the Elderly or to Mary Scharf). Also available are many related resources including videos such as “Everyone Wins! Quality Care Without Restraints,"a monograph entitled “Staff Attitudes on the Use and Elimination of Physical Restraints,” and “Untie the Elderly Resource Manual.” Kendal Corporation, PO Box 100, Kennett Square, PA: 19348. 610-388-7001. Or email(www.ute.kendal.org).

2. National Citizens' Coalition for Nursing Home Reform publishes an excellent newsletter, “Quality Care Advocate,” as well as “Avoiding Physical Restraint

Use: New Standards in Care". Other resource materials on physical and chemical restraints are available at modest cost, NCCNHR, 1424 16th St., NW, Suite 202, Washington, DC: 20036; 202-332-2275.

Other

1. "Fall Sensing Evaluation Criteria." Prepared by Josef Osterweil, PhD. (Ph: 703-818-3951 or FAX: 301-460-4998)

Products

Alarms

1. "Wanderguard" wrist/ankle band signaling device. Door or overhead monitors give visual and auditory alarm on site when patient crosses area. "Tabs Mobility Monitor" for use with chair, bed or wheelchair. Alarms when wearer moves beyond safety zone. Senior Technologies, 1550 N. 20th Circle, Lincoln, NE: 68503. 800-824-2996.
2. "Care Trak" for monitoring and locating wanderers. Mobile locator with wrist alarm for patient as well as perimeter and building alarm systems. 1031 Autumn Ridge Rd., Carbondale, IL: 62901. 800-842-4537 or 618-549-2356. FAX: 618-457-3340.
3. "Ambualarm" and "chair sensor" for detecting movement to a vertical position. 30 day free trial period. Alert Care, 591 Redwood Highway, Suite 2125, Mill Valley, CA: 94941. 800-826-7444.
4. "Bed Check" and "Chair Check" monitoring systems. Bed Check Corp., Box 170, Tulsa, OK: 74101-0170. 800-523-7956.
5. "Code Alert." Pressure change alarm for bed or chair. RF Technologies, 3125 N. 126th St., Brookfield, WI: 53005. 800-669-9946.
6. "Patriot Alarm." Alerts caregiver to position change. Safety Technology, International, Inc., 2306 Airport Rd., Waterford, MI: 48327. 800-888-4784.

Beds and Bed Products

1. Low beds-spring height < 13 inches. Specialty "Lo Max" model is 4.5 inches from the floor without casters. Some models have dual controls. Halfside rails also available. "Designed Perimeter Mattress" has foam ridge down both sides. NM Industries, 2935 N. Parkway, Atlanta, GA: 30360, 800-554-9224.
2. Low beds including "Alzheimer's Bed." Basic American Medical-Omni Division, 2935 Bankers Industrial Dr., Atlanta, GA: 30360.
3. Gel-filled "Flotation Cushions" by Spinal Technologies, 1940 Rutgers Blv., Lakewood, NJ: 09701. 800-257-5145.

4. Low beds and beds without side rails; overbed tables with rims. L Nesbit Evans and Company, Ltd., Wooden Road West, Wednesbury, West Midlands, WS10 7BL, United Kingdom. 021-556-1511. Telex: 339123 (NESBIT G).
5. NOA Riser Bed (adjusts from standard bed height of 23 in. down to 7 in. above the floor). NOA Medical Industries, Inc., 205 N. Two St. Marthasville, MO: 66357. 888-662-6699.
6. Low beds. Gem Industries, PO Box 610, Toccoa, GA: 30577. Ph: 706-886-8431. FAX: 706-886-5119.

Seating

1. Recliner, bath and shower seats, commodes, transfer benches, etc. Lumex, 100 Spence St., Bayshore, NY: 11706-2290. 800-645-5272. FAX: 800-545-8639.
2. "Safety Seat." An insert to prevent user from sliding forward in chair or wheelchair. Davi Corporation, Department GN, Box 1016, Belgrade, MT: 59714. 406-282-7433.
3. Contoured, specialized seating-numerous products and models. Also available, portable devices for sensory stimulation. Kirton Products, 23 Rockwood way, Hollands Road Industrial Estate, Haverhill, Suffolk CB9 8PB, England. (0440) 705352. Fax: (0440) 706199.
4. Lounge chair with safety sides, "Johnson D-Placement Cushion," "Cheese Leaner," foot lifts. Ask for Restraint Alternative Catalogue. Clock Medical Supply, 901 Industrial Rd., Winfield, KA: 67156. 316-221-0550.
5. Seat cushions, wheelchair inserts, narrow bolsters, back supports, wedges, feotrest extender and elevation kits, lateral support cushions, etc. Alimed Inc., 297 High St., Dedham, MA: 02026-2839. 800-225-2610. http://www.alimed.com
6. Transfer discs, 12 inch and 15 inch."Sit Straight" and wedge cushions, soft splints. Sammons-Preston, Box 5071, Bolingbrook, IL: 60440-5071. 800-323-5547.
7. Anti-tipping devices for wheel chairs and walkers. Invacare Corp., 899 Cleveland St., PO Box 4028, Elyria, OH: 44036-2125; 800-INVACARE.
8. Olympic Medical Vac-Pac Positioning System. Pads containing plastic beads moulded into position by vacuum. Pads can be remoulded for each use. 5900 1st Av. South, Seattle, WA: 98108. 800-426-0353.
9. "Fallout Chair" constructed of high density foam. "Incontinent-proof with lumbar, head, and neck support. QFoam International, Canada, Custom Foam Systems, Ltd., 360 Trillium Dr., Kitschener, Ontario, Canada, N2E2K6. 519-748-1700. FAX: 519-748-0936. Distributor: Brad Miller: 800-569-9992.

10. Seating cushions, Skil-Care. 29 Wells Av., Yonkers, NY: 10701, 800-431-2972.
11. Specialized seating. Hill-Rom, 1069 State Route 46 E, Batesville, IN: 47006-9167. 812-934-7777.
12. Specialized, adjustable seating, Skandi-Form AB, S-288 34 Vinslov, Sweden. 044-855 50. U.S. distributor: Design Link, International, 25 Kingston St. Boston, MA: 02111. 617-451-9050.
13. Inflatable seat cushions. Roho, 100 N. Florida Av., Belleville, 1L: 62221. 800-851-3449.
14. "Litenest." A seat with back, multidensity foam pad. Better Body Co., 8339 S. Hindrey Av., Los Angeles, CA: 90045. 800-432-2225.
15. Seats, cushions and backs. Jay Medical, Ltd., 7477A Dry Creek Parkway, Longmont, CO: 80503. 800-648-8282.
16. "Ultraform" wedge cushion prevents sliding and lessens pressure. American Health Systems, Inc., P.O. Box 26688, Greenville, SC: 29616-1688. 800-234-6655.
17. "Varilite" inflatable chair cushions conform to the individual to correct posture problems. Cascade Designs, Inc., 4000 1st Av., S., Seattle, WA: 98134. 800-527-1527.
18. Carolina Rocker, helps convert wheel chair to rocker. ARTEC, Inc., P.O. Box 25103, Greenville, SC: 29616. 803-288-2111.
19. "Life-Ride" chair facilitates transfers and converts to a walker. Arjo, Inc., 8130 Lehigh Av., Morton Grove, IL: 60053. 800-323-1245.
20. Customized seating, including the Flemming system, and positioning cushions. Global Industries, 17 West Stowe Rd., Marlton, NJ: 08053. 609-596-3390.
21. Positioning cushions for bed, chair, and wheelchair; "Orthotic Seating System" and self-release belts. J.T. Posey Co., 5635 Peck Rd., Arcadia, CA: 91006-0020. 818-443-3143.

Diversions

1. "Tub of Fun," containing recreational products for persons with dementia. Included are items for sensory stimulation, manipulation and communication. Among these are sewing cards, "The Tangle," and dolls. Cross Creek Recreational Products, Inc., P.O. Box 289, Millbrook, NY: 12545. 914-677-9513.
2. "Discovery Aprons"-individually-made aprons containing buckles, zippers, buttons, materials for tactile stimulation, etc. to occupy patients with dementia. Potentials Development, Inc., 40 Hazelwood Dr., Suite 100, Amherst, NY: 14228. 716-691-6601.

3. "Bedscapes." Around-bed curtains imprinted with nature scenes and accompanying recordings of natural sounds. Bedscapes International, 146 Spencer Rd., Woodstock, NY: 12498. 914-657-8300.

4. Sense-stimulation products for patients with dementia including bells, wooden beads, aroma therapy products, and plastic sculpture kit. Geriatric Resources, Inc. P.O Box 239, Radium Springs, NM: 88054-0239. 800-359-0390.

Specialized Equipment

1. Velcro-release holders for tracheostomy and endotracheal tubes and for oxygen cannulas and central lines to prevent their removal. Dale Medical Co., 7 Cross St., Plainsville, MA: 02762. 800-343-3980. FAX: 508-695-6587.

2. "Flexi-Trak" anchoring devices for IV tubes, G and J tubes, indwelling catheters, pacemaker wires, etc. Convatech, 100 Headquarters Park Dr. Skillman, NJ: 08558. 908-281-2200.

3. "Doorguard," visual barrier made of vinyl to limit wandering. Bussard & Son, Inc. 415 25th Av., SW, Albany, OR: 97321. 541-926-7747.

4. "Rover" walkers with hand brakes. Noble Motion, Inc., PO Box 5366, Pittsburgh, PA: 15206-0366. 800-234-9255.

5. Raised toilet seats, positioning cushions, tube holders. Total Care, 18954 Bonanza Way, Gaithersburg, MD: 20879-1512. 800-334-3802.

6. "Fall-EZ" mat. Reduces fall related injuries. District Medical Supplies, 132 Cathedral St., Elkton, MD: 21921. 410-398-0555.

7. "Dignified products for dignified people." Dignit Ease, Inc., 8149 Ridge Ave., Philadelphia, PA: 19128. Ph/FAX: 215-483-4009.

Thanks to Joan Dunbar and Joanne Rader of the Restraint Free Task Force of the Gerontological Society of America, and The Delaware County (PA) Office of Services for the Aging, for their contributions to the above list